DE
L'OPHTHALMIE
CONTAGIEUSE;

Par C.-M. LUSARDI,

Médecin-Oculiste, Docteur en Chirurgie de l'Université de Duisbourg, de la Faculté de Médecine de Montpellier, du Collège royal de Médecine et de Chirurgie de Barcelonne, Membre des Académies royales de Madrid et de Barcelonne, Correspondant des Sociétés de Médecine et de Chirurgie de Douai, Evreux, Tours et de plusieurs autres Sociétés médico-chirurgicales ; Médecin-Oculiste honoraire de S. M. l'Archiduchesse impériale Marie-Louise, duchesse de Parme, etc., etc.

PRIX : 2 f. 50 c.

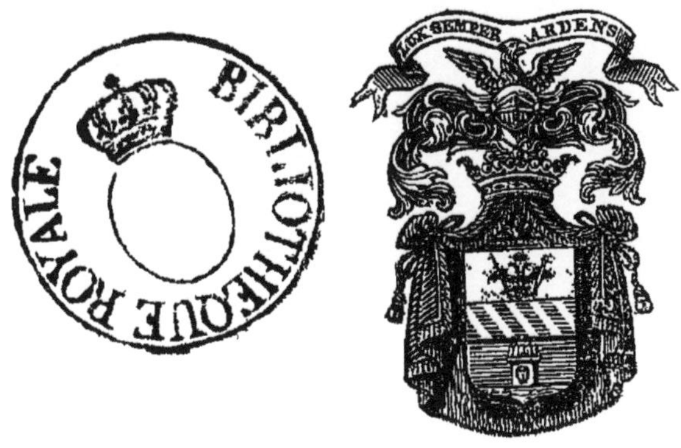

PARIS,

Chez BAILLÈRE, Libraire, rue de l'Ecole-de-Médecine;
Et chez l'Auteur, rue St.-Lazarre, n°. 150,
Chaussée-d'Antin.

1834.

DE

L'OPHTHALMIE

CONTAGIEUSE.

DE
L'OPHTHALMIE
CONTAGIEUSE. (1)

L'OPHTHALMIE qui règne presque habituellement à Batavia, sur les côtes de l'Afrique, désole depuis vingt-huit ans les armées de l'Europe : ce funeste fléau exerce ses ravages en Russie, en Prusse, en Autriche, dans plusieurs villes et dans quelques îles. C'est surtout en Angleterre et dans les Pays—Bas qu'elle a fait et fait encore de nombreuses victimes (2).

Cette affection a dû, tant par son intensité que par son opiniâtreté, fixer l'attention des personnes qui font, de l'art de guérir, l'objet de leurs études ; aussi a-t-on vu paraître une foule d'écrits qui sont loin d'offrir une uniformité

____

(1) Ce Mémoire a été présenté à l'Académie royale de Médecine de Paris, qui a nommé une commission pour en faire un rapport; parmi les commissaires était un oculiste (motif suffisant pour que le rapport n'ait pas encore été fait).

(2) Me trouvant à Nantes, au mois de janvier 1829, je fus con-

d'opinion sur l'origine et les causes de cette cruelle maladie. Concilier des écrivains si opposés, serait une tâche trop difficile. Aussi suis-je très-éloigné de vouloir l'entreprendre. Mais au milieu du conflit de tant d'opinions diverses, j'ai pensé qu'il me serait permis de faire connaître la mienne. En effet, une longue série d'années consacrées à l'examen de cet objet important, les expériences multipliées que j'ai été à portée de faire dans presque toutes les contrées de l'Europe que j'ai parcourues, ont dû me procurer des connaissances que ne peuvent posséder ceux qui, à la théorie, n'ont pas ajouté les secours précieux et indispensables de la pratique et de l'observation. Heureux si les réflexions que je livre au public peuvent contribuer à arrêter la propagation d'une affection qui n'a déjà fait que trop de victimes !!

Animé, je ne sais par quel pressentiment,

---

sulté par plusieurs matelots; parmi eux se trouvait un nommé *Périer*, qui était devenu aveugle à la suite de l'ophthalmie contagieuse contractée le vingtième jour de cohabitation avec ses camarades sur le *Sirius*, qui faisait alors la traite des nègres; ces malheureux étaient au nombre de 400, dont plus de la moitié avaient été atteints de l'ophthalmie; ceux qui avaient fait usage de lotions de jus de citron se trouvèrent soulagés et en partie guéris.

Willams Adams avait prédit que l'ophthalmie menaçait de devenir aussi commune en Europe qu'elle l'est en Asie où elle règne depuis un temps immémorial, et sa triste prédiction paraît se réaliser: néanmoins avant la célèbre expédition d'Egypte par les armées françaises et anglaises, on n'avait jamais entendu parler d'une ophthalmie qui ait fait autant de ravages que celle qui existe depuis vingt-cinq ou vingt-six ans parmi les militaires. Il y a eu dans tous les temps, et dans tous les pays, des ophthalmies produites par une cause quelconque, mais elles n'ont jamais fait autant de victimes que celle qui s'est propagée depuis le retour des débris des armées d'Égypte d'où elle nous a été apportée. Je ne citerai pas les opinions de tous les auteurs qui ont écrit sur cette affection ; mais je ne pourrai m'empêcher de recourir par fois à leurs ouvrages.

M. Roux fit un voyage à Londres et visita tous les hôpitaux de cette capitale. Il rapporte que ce fut dans l'asyle royal militaire(1) où, pour la première fois , on a observé les premiers faits concernant l'espèce d'ophthalmie , que les chirurgiens anglais ont appelée *ophthalmie*

---

(1) Il vient d'être vendu à M. Parkins.

d'Égypte, parce qu'elle a atteint un grand nombre des soldats anglais qui avaient fait partie de cette expédition. M. Roux, en visitant cet établissement avec M. Grégor, qui en est le chirurgien, lui fit remarquer des enfans affectés d'une inflammation, qu'il lui dit être l'ophthalmie égyptienne ou *asiatique*, d'après Adams ; ce dernier fit remarquer l'existence de cette ophthalmie dans les hospices de Paris ; mais il ne put convaincre les médecins de cette capitale, quoique cette ophthalmie fût devenue moins fréquente par suite des précautions prises non-seulement chez les militaires, mais chez tous les autres individus de tous les âges.

Nous croyons cependant que la cause subsistera tant que les gouvernemens ne nommeront pas une commission de personnes chargées de chercher les moyens d'en empêcher la propagation.

L'ophthalmie commença à se manifester dans l'asyle royal, en 1814. Au mois d'avril, le nombre des enfans qui en furent affectés alla toujours en augmentant, jusqu'au mois d'août. Depuis le commencement d'avril jusqu'à la fin de décembre, 392 enfans en furent atteints ; savoir : 287 garçons et 105 filles. Toute trace de cette maladie avait disparu en 1808 ; mais au mois de juin elle reparut avec assez de violence, et à la fin de décembre, 68 garçons et 160 filles en avaient été victimes.

Suspendue de nouveau pendant les mois de janvier, février et mars 1809, cette affection se reproduisit au mois d'avril, et fit de tels progrès, qu'au mois de novembre il y avait en traitement 250 enfans. La même chose eut lieu en 1810.

Il résulte de ces faits qu'elle se manifeste moins en hiver que dans les autres saisons.

Vetch, un de ceux qui en ont donné une description, dit que dans un bataillon de 700 hommes, 635 ayant eu l'ophthalmie dans l'espace d'un an, depuis le mois d'août 1815 jusqu'à la même époque de l'année suivante, 50 restèrent aveugles et 40 perdirent l'un des yeux.

M. Pregor dit que, d'après les rapports des hôpitaux de Chelsea et de Kilmainham, 2,317 soldats, en 1810, ont perdu la vue à la suite de l'ophthalmie, sans compter ceux qui n'avaient perdu qu'un œil.

Radius, dans un rapport fait au ministre de la guerre du roi de Prusse, sur l'ophthalmie et son traitement en Allemagne, observe, après avoir fait plusieurs recherches pendant son séjour à Londres, au mois de novembre 1822 jusqu'en avril 1823 , que les oculistes les plus distingués d'Angleterre croyaient qu'on devait la considérer comme une ophthalmie spéciale.

Le docteur Valentin dit dans la deuxième édition de son second voyage en Italie, que l'ophthalmie faisait toujours beaucoup de victimes, qu'elle était très-fréquente parmi les militaires , et qu'ils étaient exposés à en être atteints dans deux postes militaires , surtout à Gaëte.

Cette maladie n'est pas moins commune en Sicile, puisque dans la garnison de Palerme, au printemps de 1825 , 200 hommes avaient perdu l'usage de la vue, et il y avait dans l'hôpital 783 malades , y compris des officiers placés dans des chambres particulières. A Naples, dans l'hôpital des Invalides , il en existe 600 , dont 200 entièrement aveugles par suite de l'ophthalmie. A Rome, elle est beaucoup plus rare qu'à Naples. A Livourne , elle est très-commune et elle y est endémique. En 1820, il existait 650 ophthalmiques qui avaient été atteints de la maladie dans l'espace de dix-huit mois; deux seulement avaient perdu la vue. Jusqu'en 1824, l'ophthalmie s'était tellemement propagée parmi les soldats qu'elle excita l'attention du gouverne-ment. Depuis 1817 , le nombre des malades a toujours augmenté, surtout au printemps de 1823. Elle a éclaté d'une manière plus violente à l'île d'Elbe, et plusieurs soldats des garnisons de Porto-Ferrajo et de Porto-Lungone en perdirent la vue. Le général comte Drouot, qui habite Nancy, a dit au docteur Valentin, que pendant qu'il commandait dans l'île d'Elbe, il avait ordonné de faire rentrer les factionnaires chaque nuit, pendant la saison chaude, et qu'on évitait ainsi le développement des maladies.

Le docteur Laverine, qui a passé aussi trois ans et demi dans une île, où il a souvent observé la phlègmasie dont il s'agit, et depuis à Vicence en 1808, où il était chirurgienmajor d'un régiment, n'en attribue le développement qu'aux vicissitudes atmosphériques.

Les soldats prussiens n'ont été atteints de l'ophthalmie que depuis 1815 ; à Mayence, en 1819, près de 500 en étaient affectés; parmi les Autrichiens pas un seul n'en fut atteint. Pour de plus amples détails, voyez le Journal général de 1820.

Je viens de parcourir plusieurs des principales villes d'Espagne, et je n'ai rencontré cette ophthalmie ni parmi les militaires, ni parmi les autres citoyens ; elle est également bannie de France depuis plusieurs années. Si cette funeste maladie a épargné la France plutôt que l'Angleterre, ne devons-nous pas l'attribuer à ce que les soldats Français , qui avaient fait la campagne d'Égypte , et qui étaient arrivés en France affectés de l'ophthalmie, n'avaient plus qu'une maladie dégénérée ; mais ce qui contribua principalement à en arrêter le cours , ce sont les mesures adoptées alors par le gouvernement Français , et que l'Angleterre avait négligées.

Mongiardini fut le premier qui signala cette ophthalmie qui , selon lui , avait été apportée par des marins de Livorna à Chiavarri par un bâtiment récemment arrivé d'Égypte (1).

Caractère de l'ophthalmie.

Personne n'a mieux décrit l'ophthalmie qui règne parmi les militaires que Graëf, Radius, Vecth, Adams , Paoli de Livourne: ces écri-

---

(1) Le docteur Coventry a publié un ouvrage sur l'ophthalmie purulente qui s'est manifestée dans la partie occidentale de l'état de New-York d'Amérique. (Journal Médico-Physical de New-York, n°. 18. 1825.) Il a examiné et adopté l'opinion des Médecins européens , et notamment des Anglais, qui ont écrit sur cette maladie. Mais depuis quand est-elle connue en Amérique? et quels ravages y fait-elle ? Le docteur américain ne ledit point.

vains et quelques autres Anglais et Allemands sont ceux qui ont fixé particulièrement mon attention.

Nous avons dit que :

Depuis l'expédition d'Égypte, on a vu à différentes époques et sur plusieurs points de l'Europe se développer une terrible ophthalmie qui priva de la vue un très-grand nombre de militaires.

Parmi les auteurs qui ont écrit sur cette maladie, les Anglais, les Allemands et les Italiens sont à peu près d'accord sur l'origine, la cause et le mode de sa propagation. Mais l'opinion de ces auteurs n'est pas partagée par les médecins Français et Belges.

Voici comment l'ophthalmie se déclare. Le malade commence à éprouver une légère sensation, semblable à une démangeaison dans l'intérieur des paupières.

Il croit l'ophthalmie contagieuse, et il le prouve en citant le fait d'une famille composée de sept ou huit personnes, qui toutes en furent atteintes, et qui l'ont même communiquée à ceux de leurs voisins qui les ont visitées. On n'arrêta la propagation du mal qu'en interrompant toute communication avec les malades.

Le docteur passe ensuite à l'indication des remèdes qu'il faut employer pour guérir de l'ophthalmie, et il paraît que c'est le seul but qu'il s'est proposé en publiant son ouvrage.

Ces symptômes commencent, soit le soir, soit le matin, mais principalement en descendant de la garde ou après l'exercice ; des larmes s'écoulent (1), l'impression de la lumière devient incommode, la démangeaison se change en une sensation légèrement douloureuse qui augmente surtout pendant la nuit, d'abord aux environs des paupières et des sourcils : le gonflement des paupières a lieu vers les premières vingt-quatre heures, et au plus tard, vers les quarante-huit heures. Le malade souffre comme s'il y avait entre les paupières et le globe, des grains de sable ; sensation occasionnée par un léger engorgement des vaisseaux injectés (2) du globe et même de la paupière. Augmentation des douleurs et du gonflement des paupières, difficulté à les ouvrir, vue trouble ; mais ce qui rend l'excitabilité de l'œil plus forte, c'est une matière séreuse (3) qui sort ; en ouvrant les paupières, on aperçoit la pupille contractée et un bourrelet enflammé tout autour de la cornée, qui semble former une barrière insurmontable au passage du sang dans ses vaisseaux. C'est cet état qu'on nomme *chemosis* (4) ; mais quand l'ophthalmie devient

---

(1) Voyez fig. 1 — (2) V. fig. 2. — (3) V. fig. 3. — (4) V. fig. 4.

(15)

plus intense, les vaisseaux de la cornée et de
la conjonctive, cédant à l'impulsion du sang,
se dilatent et se remplissent d'un fluide qui,
jusque là, n'y avait pas pénétré. La cornée
devient alors le siége d'une injection sanguine.

L'ophthalmie fait des progrès si elle n'est
pas combattue méthodiquement ; les douleurs
augmentent, tant dans la direction du nerf
frontal et sus-orbitaire, que dans toute la
tête, avec insomnie continuelle. Enfin la douleur
devient si insupportable chez quelques malades,
qu'ils sont portés au suicide.

La matière qui découle de l'intérieur des
paupières, de séreuse qu'elle était, n'est plus que
purulente, d'abord blanchâtre, ensuite jaune et
très-abondante.

Très-souvent les paupières tant supériéures
qu'inférieures, se renversent (1) et prennent
l'apparence de l'*ectropion*.

On aperçoit dans la partie interne des paupières renversées, *une granulation, un bour-
geonnement comme des petits grains de millet
rouges; une véritable ulcération ou végétation
de la partie* interne des paupières (2). Elle dis-
paraît à mesure que la guérison s'opère.

---

(1) Voy. fig. 5. — (2) Voy. fig 6.

Ce *phénomène* est le vrai caractère qui distingue cette ophthalmie des autres espèces d'ophthalmies, soit syphilitique, soit purulente, des nouveaux-nés, de l'ophtalmo-blennorrhée, de la blépharo-blennorrhée et de toutes les autres espèces. Dans ces dernières, la conjonctive palpébrale dans l'état inflammatoire le plus aigu, est extrêmement rouge, mais unie (1), laissant apercevoir des vaisseaux injectés ; mais il n'existe aucune *granulation* comme dans l'ophthalmie dont il est question.

Il n'est pas rare que parmi les phénomènes que nous venons de décrire, le malade éprouve aussi des envies de vomir, des symptômes d'embarras gastriques, des anomalies dans la pulsation des artères, surtout de la temporale ; on observe rarement de la fièvre : au plus haut degré de l'inflammation, il arrive fort souvent que la cornée se déchire, l'humeur aqueuse, le cristallin, et et une partie de l'humeur vitrée s'échappent à travers la crevasse (si l'iris ne forme procidence); la crevasse de la cornée s'est opérée chez quelques individus dans les premières vingt-quatre ou quarante-huit heures, alors les douleurs sont si violentes qu'elles occasionnent le

____

(1) Voy. fig. 7.

délire , la cornée étant fortement tendue , elle s'ouvre, le malade se trouve soulagé par l'évacuation de l'humeur aqueuse. Chez d'autres individus on a vu la cornée s'ulcérer, une extravasion de lymphe dans la chambre antérieure , *hypopyon* (1) , sans que le malade éprouvât de fortes douleurs.

Chez d'autres , la cornée s'était amincie sur certains points , et le reste s'était altéré ; c'est par cet amincissement (2) que les malades voyaient assez après la guérison pour marcher sans se heurter.

Un autre caractère bien distinct de cette ophthalmie , c'est la récidive ; j'ai connu des militaires , soit soldats , soit officiers , et même des chirurgiens-majors que je pourrais nommer, qui en ont été atteints jusqu'à trois et quatre fois. Une autre observation importante est , qu'ordinairement sa terminaison , soit naturelle , soit par un traitement , n'est jamais suivie d'amaurose comme dans les autres ophthalmies ; elle produira plutôt la perte totale du globe , mais jamais l'organe immédiat de la vue n'est affecté ; car j'ai observé que les malades distinguaient encore très-bien la lu-

***

(1) Voyez fig. 8. — (2) Voyez fig. 9.

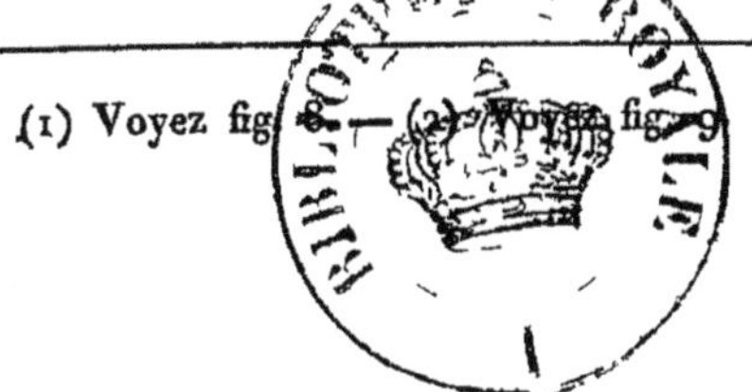

2

mière , malgré l'existence d'énormes cicatrices , la cornée totalement opaque et sans atrophie de l'œil (1). En conséquence, cette espèce d'ophthalmie diffère encore des autres en ce qu'elle attaque de préférence la cornée , l'iris et la conjonctive, mais rarement la choroïde et la rétine.

C'est surtout sur la cornée qu'elle porte ses ravages. A la vérité , toutes les ophthalmies purulentes attaquent cette membrane , mais n'épargnent aucune de toutes celles qui constituent le globe de l'œil. Dans les autres ophthalmies, la perte de la vue n'est jamais aussi prompte , c'est-à-dire , les crevasses de la cornée ne se font jamais ou rarement dans les vingt-quatre heures , comme dans l'ophthalmie dont nous nous occupons. Deux jeunes médecins , Hoffbaver , de l'école de Berlin , et M. Mirault fils , d'Angers , ont très — bien décrit l'inflammation de la cornée (2) , le premier n'admet pas la présence de la conjonctive sur la cornée (3). Dans l'ophthalmie égyptienne , à l'époque où la matière séreuse commence à s'accumuler , et que les paupières

---

(1) Voyez fig. 10. — (2) Voyez fig. 11.

(3) Le docteur Salomon prétend que la conjonctive palpébrale est une membrane muqueuse, tandis que la conjonctive oculaire fait la transition des muqueuses en sereuses.

s'écartent avec difficulté l'une de l'autre , la cornée se ramollit , et son tissu se change en une
sorte de pulpe gélatineuse d'un gris cendré.

Ce phénomène arrive ordinairement vers le
deuxième degré de la kératite (1).

Jadelot a consigné dans le premier volume
de l'Annuaire des hôpitaux des observations
qu'il a faites, à l'autopsie cadavérique, sur
les altérations physiques qui surviennent dans
la rupture de la cornée, dans une épidémie
d'ophthalmie qui a régné en 1818. Saunders a
rapporté aussi des observations de cette dernière phlegmasie.

D'après ces observations , les altérations ,
quels que soient leur forme et leur caractère,
sont toutes le produit de l'inflammation
aiguë ; il arrive quelquefois chez certains individus , que cette espèce de *détritus* qui résulte du ramollissement de la cornée , est em-
portée par les vaisseaux lymphatiques ; et à
mesure qu'elle est absorbée , il s'établit à la
surface de la cornée une excavation , laquelle
s'affaisse sur l'iris et contracte des adhérences
avec cette membrane ; le globe , dans ce cas ,
reste plus petit qu'il n'était auparavant. Dans

____

(1) Voyez fig. 12.

d'autres cas , il arrive que la cornée , privée de sa consistance , loin de se rapprocher de l'iris , est au contraire poussée en avant , soit partiellement, soit en totalité, et forme un véritable staphylôme occupant toute la cornée , ce qui n'a pas lieu quand elle vient à s'ouvrir ; si elle laisse alors quelque portion lucide (1) on peut établir une pupille artificielle. La Kératite aiguë peut, comme le dit le docteur Mirault, suivant son degré, affecter diverses terminaisons. On peut en admettre quatre. 1°. La résolution ; 2°. l'induration ; 3°. la rupture de la cornée (2) , qui est suivie de l'évacuation plus ou moins complète des humeurs de l'œil ; 4°. La gangrène. Dans la première, elle consiste dans le rétablissement de la transparence de la cornée. L'induration est une terminaison des deuxième et troisième degrés (Leucoma (3)). La rupture de la cornée est produite par le ramollissement. La gangrène consiste dans un changement total du tissu de la cornée, et de l'atrophie du globe de l'œil. Cette terminaison arrive souvent dans les ophthalmies syphilitiques, et celles des nouveaux-nés. Mais dans ces deux ophthalmies, particulièrement dans la purulente de ces der-

---

(1) Voyez fig. 13. — (2) Voyez fig. 14.—(3) Voyez fig. 15.

niers , le ramollissement de la cornée diffère beaucoup de celui qu'on observe chez ceux qui sont attaqués de l'ophthalmie Egyptienne. Chez les enfans il se présente autour des paupières une éruption cutanée non encore caractérisée. La conjonctive est rouge et injectée (1) , la palpébrale offre une couleur comme de velours cramoisi; mais elle n'a pas cette *granulation* que l'on remarque dans l'ophthalmie Egyptienne. On aperçoit sur la cornée, près de son centre , une cavité en forme de cupule, dont les bords sont inégaux ; cette cavité est remplie d'une substance molle , grisâtre, formée aux dépens de la cornée , tout le reste de cette membrane est converti en une pulpe gélatiniforme , à demi transparente , de même que la conjonctive palpébrale , qui se détache au fur et à mesure que le ramollissement a lieu , et est entraînée par le mouvement des paupières. La couleur de la matière qui s'écoule n'est pas aussi jaunâtre que celle de l'ophthalmie Egyptienne ; d'ailleurs cette ophthalmie des nouveaux-nés ne se prolonge pas au-delà d'un ou deux mois , de quelque manière que s'opère la terminaison. Dans les autres ophthalmies ,

______

(1) Voyez fig. 16.

le globe de l'œil prend plus spécialement une part très-active à la phlegmasie et tous les tissus intérieurs sont enflammés, tels que l'iris, la choroïde et la rétine, sans attaquer plus particulièrement les paupières.

Les ophthalmies puriformes sont-elles idiopatiques, ou ne sont-elles que les symptômes d'une maladie générale? C'est ce qu'il est difficile de décider. L'autopsie cadavérique pourrait éclairer cette question. En 1817, j'ai consigné mes observations sur l'ophthalmie des nouveaux-nés dans un journal dont j'ai oublié le nom.

Quand les symptômes aigus sont combattus par l'art ou que la nature favorise la guérison, le gonflement des paupières diminue ainsi que la matière puriforme, qui devient plus limpide: on a plus de facilité à ouvrir les paupières, sa partie intérieure est moins granuleuse, les bourgeons sont plus petits et moins rouges, enfin le volume des paupières reprend son état naturel. Ainsi donc la différence de l'ophthalmie Égyptienne demeure bien constatée par ce que nous avons dit. Toutefois nous allons encore démontrer comment les autres phlegmasies de l'œil et leurs phénomènes morbides se développent. L'inflammation est produite par l'exaltation des propriétés vitales : la circulation est augmentée dans les vaisseaux de la conjonctive , par un surcroît d'action organique. Lorsque cette membrane s'enflamme , elle devient un agent particulier , sa sensibilité organique s'altère par l'irritation , augmentée par l'afflux du sang dans le système capillaire ; elle se met en rapport avec lui et l'appelle pour ainsi dire ; mais le sang n'agit que comme cause secondaire dans l'inflammation ; la cause principale de celle-ci, c'est l'irritation locale qui a modifié la sensibilité organique. L'excitation des propriétés vitales des vaisseaux capillaires de l'œil se développe sous l'influence de certains agens d'irritation soit mécaniques , soit chimiques.

Les phlegmasies de l'œil ne différent entre elles que par leur siège et leur intensité (1). Le siège de l'ophthalmie, dit Demours, peut-être 1°. la conjonctive ; 2°. le tissu cellullaire subjacent, dans lequel on a découvert par des dissections, répétées et attentives, beaucoup plus de vaisseaux sanguins que dans la conjonctive elle-même ; 3°. le tissu fibreux de la sclérotique ; 4°. le tissu fibro—cartilagineux de la cornée ; 5°. la membrane séreuse de l'humeur

____

(1) Les ophthalmies aiguës, subaiguës et chroniques ne sont le plus souvent que des degrés différents de la même maladie.

aqueuse , et lorsque la phlegmasie est très-intense, d'aûtres membranes plus intérieures , la choroïde, la rétine et l'iris. Cette différence entre les membranes rend raison de la variété infinie des effets qu'on observe journellement. L'inflammation produit divers phénomènes relatifs aux modifications des propriétés vitales dans les parties auxquelles elle s'étend.

L'afflux du sang dans les vaisseaux capillaires de l'organe abonde par l'exaltation locale des forces vitales ; ceux de la conjonctive s'engorgent, se dilatent par le sang qu'ils ont admis et deviennent apparents par la rougeur: l'inflammation fait-elle des progrès ultérieurs et le sang est-il poussé énergiquement dans les vaisseaux ? ceux-ci forment, sur l'hémisphère antérieur de l'œil, des faisceaux plus rélevés qui s'anastomosent avec tous les autres ; alors il s'établit un larmoiement continuel, très-abondant, acre, et quelques jours après, accompagné d'une mucosité qui tend à glutiner ensemble les paupières. Aussitôt que l'état inflammatoire sera combattu, à mesure que l'inflammation fera des progrès, la lumière deviendra insupportable, la sensation d'ardeur devient brûlante, en même temps que le resserrement spasmodique des paupières est porté à un haut dégré: il se manifeste des douleurs de tête intolérables, à la nuque et dans le fond de l'orbite, insomnie, fièvre, accélération du mouvement circulatoire du globe occulaire, soif ardente, anorexie, des dispositions à vomir, signes non équivoques d'une inflammation grave interne qui, si elle n'est pas combattue avec énergie et à temps, occasionne une amaurose, si elle ne fait pas tomber l'œil en suppuration.

J'ai des exemples de mort occasionnée par une forte inflammation interne de l'œil ; suites probables des communications qui existent entre les diverses parties de l'œil et le cerveau.

L'ophthalmie syphilitique diffère peu de la blénnorrhagique sous le rapport de la violence de l'inflammation ; elle présente des signes qui méritent la plus sérieuse attention. L'ophthalmie syphilitique constitutionnelle porte fréquemment son action sur les membranes internes du globe de l'œil, tandis que celle qui est due à la seule suppression ou diminution d'un écoulement blennorrhagique agit d'abord d'une manière spéciale sur la conjonctive, elle se borne au tissu de cette membrane ; elle peut parvenir à un degré assez élevé sans donner naissance à des accidens très-graves, si on ne la laisse pas faire des progrès en administrant un traitement convenable. Il se forme des phlyctènes sur la partie qui recouvre la cornée, qui, en s'ouvrant, donnent naissance à de petits ulcères superficiels, et rendent la vue plus trouble ; mais tout se bornera à ces parties extérieures ; au lieu que dans l'ophthalmie causée par une affection syphilitique, l'inflammation s'étend aux parties internes, occasionne des épanchemens dans l'intérieur du globe, spécialement dans le tissu vasculaire de l'iris, (1) dont les vaisseaux dilatés par le sang donnent lieu au retrécissement et même à l'oblitération de la pupille, et il s'ensuit des désordres graves tel que le ramollissement de la cornée avec suppuration : cédant à la pression des humeurs de l'œil, elle s'amincit, et privée de sa consistance, elle se déchire, les humeurs s'écoulent par la rupture et la fonte totale de l'organe s'ensuit. Aucune ophthalmie n'attaque plus particulièrement l'iris que la syphilitique. Je développerai cet argument dans un mémoire particulier sur l'iris. Il est rare que les deux yeux ne succombent dans une phlegmasie semblable.

---

(1) Voyez fig. 15.

Mon illustre professeur Scarpa dit, que quand une inflammation de l'œil est combattue par un traitement antiphlogistique, le fluide inflammatoire cesse ; on s'en aperçoit par le calme et la facilité à supporter une lumière modérée, sans accroissement de larmoiement ou de chassie, accidens qui avaient lieu auparavant. Il en est de même quand l'inflammation a duré pendant quelques semaines sans avoir suivi aucun traitement, car dans ce cas, le chirurgien commettrait une grave erreur ; s'il continuait à ordonner l'usage des antiphlogistiques, car ils doivent être remplacés par les astringens et les toniques ; quoique les yeux du malade continuent à être rouges, il existe alors un état de faiblesse locale, et les émolliens exaspéreraient l'affection au lieu de la conduire à sa fin. Je conviens avec mon très-illustre maître que dans certaines circonstances, les signes qu'il décrit peuvent servir de guide aux praticiens qui savent saisir le moment où le traitement tonique doit remplacer l'antiphlogistique ; mais ces signes induisent en erreur les jeunes chirurgiens.

Il existe des ophthalmies telles que les scrophuleuses ou dépendantes de quelque autre vice, dans lesquelles il existe dans l'œil, malgré la durée, une continuation, et dans certains momens , une augmentation d'irritabilité morbide qui persiste malgré l'état de faiblesse parti—culière des vaisseaux , après la période aiguë de l'inflammation , entretenue par quelque af-fection de l'œil ou des parties voisines , dont l'ophthalmie chronique n'est qu'un effet ; ou bien par une maladie constitutionnelle. Il est vrai que la diathèse peut être mixte lorsqu'une phlo-gose chronique dépend d'une disposition par—ticulière de l'économie qui se reproduit sous des formes variées. L'inflammation consiste tou-jours dans un surcroît d'énergie des forces vi-tales , surtout dans la partie qui en est le siége , et tous les médecins ne savent pas déterminer les signes d'après lesquels on peut évaluer les forces vitales ; l'erreur , dans ce cas , a des conséquences bien graves , surtout dans l'état aigu qu'il serait dangereux de confondre avec l'état de débilité. Le plus grand nombre des mé-decins jugent de l'état des forces vitales d'après la maigreur ou l'embonpoint.

Ces signes sont de quelqu'importance , j'en conviens ; mais pourtant , et d'aprés mon ex-périence , ils sont insuffisans et peuvent in-duire en erreur. Delà dépend la base du trai-tement d'une personne atteinte d'ophthalmie. Les médecins sont peu d'accord sur ce point de pathologie ; l'état de faiblesse ne peut exister dans une partie enflammée , et si elle vient à s'établir , tous les phénomènes d'hypersthénie doivent entièrement disparaître. Je ne nierai pas que dans le cours d'une forte inflammation , l'organisme ne tombe tout-à-coup dans un état passager de faiblesse , et qu'on ne soit alors obligé de suspendre momentanément les moyens débilitans que réclame la maladie , mais il faut de nouveau les employer dès que l'excitation inflammatoire reparaît ; mais je m'éloigne du but que je me suis proposé, qui est de disserter spécialement sur l'ophthalmie égyptienne , à laquelle je m'empresse de revenir.

L'ophthalmie est-elle contagieuse ou ne l'est-elle pas ?

Plusieurs opinions se sont élevées sur la nature des causes de l'ophthalmie purulente d'Egypte ; pendant quelque temps, cette affection a été regardée par le plus grand nombre des chirurgiens militaires, qui seuls avaient eu l'occasion de la juger, comme n'étant réellement pas contagieuse , mais dépendant des causes locales épidémiques, telles que le sable brûlant, la nature particulière du climat , etc.

Nous ne doutons pas qu'il n'existe en Egypte,

ainsi que dans d'autres pays des quatre parties
du monde, plusieurs variétés d'ophthalmies.
J'entends, par variétés, le caractère distinctif
de chaque ophthalmie, quoique ces variétés
semblent se confondre, soit par leur intensité,
soit par leurs périodes ; la cause fait varier
principalement le diagnostic des ophthalmies,
entre autres de celles qui sont purulentes,
épidémiques comme l'ophthalmie qui se dé-
veloppa dans quelques contrées de la France.
En 1816, à Lille, mes enfans, mes domes-
tiques, et moi-même n'en fûmes pas épargnés.
La cuisinière, particulièrement un matin en se
levant, éprouva un larmoiement qui augmenta
considérablement dans la journée, de manière
que, le soir, les paupières étaient extrêmement
gonflées, et il en sortait une matière puriforme
qui eût fait croire que le globe était en suppuration. Le docteur de Marquois, de Saint-
Omer, qui était chez moi ce jour en fut témoin. Les saignées copieuses, la diète, un
collyre stiptique furent les moyens que je mis
en usage, et en peu de jours, la guérison
était opérée. Dans ces ophthalmies, il n'existait
ni fièvre, ni accélération extraordinaire dans le
pouls et très-peu de douleur, soit aux yeux,
soit à la tête. Parmi le peuple, elle se dissi-

pait en quelques jours sans aucun médicament, si on en excepte du fromage blanc, en forme de cataplasme. Celle qui se déclara sur mes yeux, je la fis avorter avec deux fortes saignées au pied. Il existe aussi des ophthalmies qui règnent dans certains pays, soit continuellement, soit par intervalle, comme dans une contrée de Valence, (Espagne) du Côte d'Alcire, Saint-Félipe, aux environs du lac d'Albuféra ; ces ophthalmies sont donc endémiques ; mais elles ne sont pas plus contagieuses que les épidémiques.

L'ophthalmie qui règne dans la plus grande partie de l'Asie, décrite par Avicenne et par Prosper Alpin, est endémique et surtout contagieuse. Une preuve, c'est que Saint-Louis a ramené de la terre sainte un grand nombre de soldats aveugles, pour lesquels il fonda les Quinze-Vingts.

Asalmi fait remarquer que, si la poussière ou le sable étaient la seule cause de l'ophthalmie, on ne devrait pas observer cette maladie dans les lieux où il n'en existe pas. C'était cependant le contraire dans le Delta, sur les bords cultivés du Nil, pendant ses innondations ; lorsqu'on est exposé à l'air pendant la nuit, on était aussitôt attaqué d'ophthalmie, quoiqu'alors la poussière et le sable fussent amortis par les eaux. Les médecins français, qui ont suivi les troupes chargées de la mémorable expédition d'Egypte, reconnurent que l'ophthalmie y est endémique, et qué les soldats parurent en être épidémiquement atteints par l'action des causes générales, qui tendaient à la répandre, surtout n'y étant pas acclimatés, ils devaient y être plus sensibles que les indigènes ; mais des opinions différentes ont donné lieu à des discussions sur les causes et sur la propagation de cette maladie. On ne pensa pas, pendant le temps qu'on resta en Égypte que l'ophthalmie, dont tant de soldats étaient atteints, fût contagieuse, mais qu'elle devait être attribuée plutôt à l'influence des causes extérieures, et qu'elle devait être considérée comme une affection endémique, et dans certaines saisons, épidémique, mais non contagieuse. Ce ne fut que lorsque les armées françaises et anglaises furent de retour dans leur patrie, que cette ophthalmie réveilla les premières idées relatives à la contagion.

Mon compatriote, le docteur Mongiardini, fut un des premiers qui observa cette maladie, à Chiavari ; quelque temps après, le docteur Edmoston soutint que l'opinion du docteur italien , que l'ophthalmie chez les militaires qui avaient fait les campagnes d'Égypte était de nature contagieuse ; ensuite les Anglais , les Allemands , les Italiens , tous partagèrent cet avis : les Français seuls, si l'on en excepte le docteur Guillié , s'opposèrent à ces assertions , et aujourd'hui les médecins Belges sont de l'opinion des Français sur la non contagion (1). Je rapporterai quelques-unes de ses observations. Les réflexions faites par des chirurgiens-majors aux lits des malades sont plus dignes de foi que celles de praticiens qui n'ont jamais vu cette ophthalmie et ne l'ont étudiée que dans le cabinet. Aujourd'hui il n'est plus permis de douter de l'évidence du caractère de la contagion de l'ophthalmie d'Égypte. Il est à présumer que si les médecins Français la crurent seulement épidémique , c'est qu'ils pensaient qu'elle dépendait de l'action de causes générales , tendant à produire la maladie dans l'Égypte ; à ces causes ils ajoutaient le défaut de nourriture suffisante des soldats français. Pourtant le baron Larrey dit que des soldats du général Dessaix, et ce même comman-

---

(1) Si l'ophthalmie était contagieuse par virus miasmatique , par infection de l'air , le globe entier en serait infecté.

dant supérieur , furent atteints d'une ophthalmie violente, lorsqu'ils étaient sur des barques
et entièrement à l'abri des prétendues causes
de la poussière , de l'humidité , et qu'une autre
cause devait faire développer et entretenir l'ophthalmie dont ils étaient attaqués. Cependant
cet habile chirurgien , en admettant que cette
ophthalmie peut être communiquée par l'application de la matière puriforme sur les yeux ,
devait reconnaître à cette affection un caractère contagieux. Si , à l'époque où l'armée était
en Égypte , on n'a pas cru à la contagion ,
c'est' qu'alors les médecins n'avaient pas les
moindres notions sur la transmissibilité de la
maladie , aussi ils en attribuaient les causes au
sol du pays. Les officiers et chirurgiens anglais
crurent pourtant , pendant l'expédition , que
l'ophthalmie d'Égypte était susceptible d'être
communiquée, mais le mode de communication était indéterminé.

La continuation de l'ophthalmie, après le
retour de l'armée en Europe, commença à diminuer le peu de confiance que l'on pouvait
avoir sur les prétendues causes de cette affection. Les ravages qu'elle produisit, tant en
Italie qu'en Angleterre , pendant plusieurs
années consécutives , firent juger du carac-

tère de la maladie dont la propagation était due à la communication des sujets sains avec ceux atteints de cette affection. Cette communication se fait par le contact immédiat de la matière puriforme sur des yeux sains.

Probablement la propagation de l'ophthalmie provient de l'usage imprudent du même linge, ou peut-être vient-elle seuleument des objets qui ont été dans des mains des personnes affectées, que l'on doit supposer porter plus ou moins souvent à leurs paupières (1). C'est de cette dernière manière qu'on peut expliquer la communication de la maladie. Il ne serait pas impossible que cette communication ne s'effectuât aussi par les mouches, qui, dans la saison chaude, entourent en grand nombre les personnes qui sont affectées de l'ophthalmie, et passent sur les paupières des personnes saines. Nous ferons observer que la matière est plus contagieuse lorsque la maladie est dans la période aiguë, qu'elle se propage

---

(1) La matière purulente peut être impunément mise en contact sur toutes les autres parties du corps, excepté sur la conjonctive, sans produire l'ophthalmie. Il en est de même de la matière gonorrhoïque : la muqueuse de l'urètre, du prépuce ont aussi seule la propriété de s'enflammer par le contact immédiat.

avec plus de promptitude et prend plus d'intensité dans les fortes chaleurs , surtout quand
les personnes se sont exposées à la fatigue
et à la transpiration, et que celle-ci vient su-
bitement à cesser. Il est bien certain que
quand la matière qui s'écoule des yeux malades est appliquée sur les yeux sains, n'importe de quelle manière , elle excitera la
conjonctive, soit oculaire, soit palpébrale , et
fera développer une inflammation qui agira
localement ou mécaniquement mais plus particulièrement chimiquement. Il doit exister , dans la matière puriforme de l'ophthalmie égyptienne, des substances hétéro-
gènes, *sui generis* qui produisent un typhus
particulier et invariable, excitation morbide,
dont la matière de nature contagieuse doit être
placée au nombre de celles qui produisent
immédiatement une altération locale dans la
partie où elle existe. Les yeux sont doués d'une
affinité élective, en vertu de laquelle ils sont
agréablement excités par certains stimulans na-
turels et homogènes, tandis qu'ils sont irrités
par d'autres pour lesquels ils n'ont point d'affinité. L'homme est aussi doué d'une propriété
inhérente à son organisation, les uns étant
plus susceptibles que d'autres à recevoir ou à

contracter une maladie telle que la syphilis,
la petite vérole, la gale et autres affections qui ont une propriété contagieuse. Nul
doute que l'affection doive aussi être plus
facilement propagée, par les causes épidémiques
générales. Dans certains pays il faut bien trouver une cause pour le commencement de la
maladie dans des cas où l'on ne peut aucu-
nement supposer d'infection par contact. L'o-
pinion que l'ophthalmie d'Égypte peut se communiquer d'une personne à une autre au moyen
de l'atmosphère est aujourd'hui abandonnée par
tous les praticiens qui l'ont bien observée. D'ailleurs s'il en était ainsi, l'ophthalmie n'attein-
drait-elle pas tous ceux qui fréquenteraient le
foyer d'infection? Vecth dit que de quelque
cause que puisse venir l'inflammation de la
conjonctive, lorsque cette cause est de nature
et d'un degré de violence suffisant pour produire un écoulement puriforme ou purulent,
l'écoulement, une fois établi, agit comme un
virus animal, lorsqu'on l'applique sur la conjonctive d'un œil sain. En considérant les différentes manières d'après lesquelles ce contact
peut arriver dans les relations ordinaires de la
vie, partout où l'ophthalmie règne, qu'elle
soit l'effet des conditions locales du sol ou

de la constitution atmosphérique, on conçoit qu'il est possible que le contact direct
le réunisse tôt ou tard comme cause à celles
qui sont plus générales et d'une nature spécifique. Sans considérer cette particularité de
la maladie, sa cause doit rester inexplicable
et opposée à la cause la plus générale qui existe
dans les circonstances externes ; en outre,
comme l'affection produite par la contagion
est d'une nature plus violente et plus maligne
que celle que produit l'impression des causes
atmosphériques, elle occasionnera dans tous
les cas d'ophthalmie très-étendue deux différentes
formes de maladie, qui, aussi long-temps
qu'elle sera considérée comme une seule et
même maladie, produira des résultats très-
différens, selon que l'une ou l'autre prédomi-
nera.

Quelque cause différente cependant doit agir
pour produire une ophthalmie aussi maligne que
celle dont nous nous occupons ici ; car les mêmes
circonstances agissent avec la même violence
dans les autres ophthalmies et dans d'autres
pays que l'Égypte, sans produire le même effet. Comment démontrer que la cause de l'ophthalmie en Égypte est attribuée à l'effet des
vents brûlans, et chargés de sables de ces

contrées ; tandis qu'en Espagne les mêmes causes n'ont pas produit sur les troupes françaises et anglaises les mêmes effets ?

Que de fatigues et de veilles, que de privations et de misères l'armée française n'y a-t-elle pas endurées ! N'a-t-elle pas été exposée à des nuits froides et humides (car dans ces pays c'est la rosée de la nuit qui sert de pluie qui est très-rare), et malgré tant de circonstances aussi nuisibles sans doute que celles auxquelles les militaires furent exposés en Égypte, l'ophthalmie n'a atteint ni les Français ni les Anglais.

Quand on quitta Madrid, à la fin de juillet 1808 avec le roi Joseph, j'étais du nombre de ceux dont les lèvres étaient ulcérées par l'adhérence de la poussière, de manière qu'en portant les alimens à la bouche, il était nécessaire de les y introduire sans toucher aux lèvres de crainte de nous occasionner de fortes douleurs ; et pourtant cette poussière ne produisait pas l'ophthalmie.

Il en est de même des troupes belges; je me rendis au mois de septembre dernier, à la plaine dite la Bouverie, à un quart de lieue de Liège, où les militaires faisaient leurs exercices. Il y avait ce jour revue de la garnison ; pendant

qu'on là passait, plusieurs soldats furent re-
conduits en ville, à cause du développement
de l'inflammation , ne pouvant plus supporter
l'éclat de la lumière : il n'y avait pourtant
pas de poussière , la chaleur était fort tem-
pérée et on était dans une prairie. En parlant des soldats Belges , nous devons aussi citer
l'opinion de leurs médecins Van Levendonk
est un-des premiers qui ont avancé que la cause
qui a développé l'ophthalmie était due à l'habillement des soldats ; à une cravate dure , non
échancrée , et fortement serrée autour du col ,
au moyen du collet de leur habit , ou de leur
veste à manches , qui se trouve si étroitement
agraffée qu'il en résulte un résserrement du
col , ce qui , selon ce docteur , produit une
congestion sanguine dans les capillaires de la
conjonctive. Cette congestion serait en outre
augmentée par une compression continue sur
le front causée par le schako, la visière et le
diadème.

D'autres écrivains du même royaume se sont
montrés partisans zélés de cette cause ; ils re-
jettent absolument l'origine égyptienne et sou-
tiennent qu'elle n'est pas contagieuse. Pourtant
à la page 39 du mémoire de MM. Wliminck et
Vanmons on lit : C'est ainsi que M, Van Le-

vendonk est parvenu à s'inoculer la maladie qu'il avait vainement tenté de se procurer de toute autre manière.

Lorsqu'après m'être souvent exposé, dit-il, à ce qu'on appelle la sphère de contagion, en appliquant mon front sur celui des soldats qui étaient atteints d'ophthalmie, je m'aperçus que je ne pouvais point contracter la maladie ; je pris du pus qui s'écoulait de leurs yeux , je le frottai dans les miens , et j'éprouvai presque aussitôt les phénomènes qui caractérisent le *taranis*.

Ainsi donc il croit à la contagion , ou nous ne nous entendons pas sur le mot contagion. Le docteur Trennper serait le premier d'après M. Pusta qui aurait osé proclamer que l'ophthalmie n'est point contagieuse. Il soutint cette opinion dans une thèse à l'université de Louvain le 31 juillet 1819 (1). Enfin, en faveur de la non contagion ils allèguent le témoignage des médecins français.

Certes, les médecins français ont fait faire de grands progrès à l'art de guérir ; mais les croira-t-on infaillibles ? Imposer leurs opinions comme des autorités , serait peu digne du siècle où nous vivons, et cette manière de raisonner est fort loin

____

(1) Voyez la lettre du professeur Ansdeaux.

de convaincre tout homme impartial, qui ne cède qu'à l'évidence.

Pourtant ils finissent, si je les ai bien compris, par admettre la contagion par contact ; mais ils la regardent comme très-rare et difficile, et selon eux, il n'est pas démontré que l'ophthalmie qui règne dans les Pays-Bas ait le caractère contagieux.

Ils établissent l'identité de l'ophthalmie de l'armée avec toute autre ophthalmie, et ils nient aussi le rapport que l'on a cru trouver entre cette affection et le typhus ; ils avouent la probabilité épidémique, mais ils refusent ce caractère à l'ophthalmie de leur armée, eu égard à l'impunité avec laquelle les médecins militaires, et autres personnes fréquentent les soldats.

Dans tous ces écrits, il existe une telle confusion sur le mot contagion, contact épidémique, qu'il est difficile de se convaincre de leurs opinions, si l'on en excepte l'origine que, comme nous l'avons déjà dit, ils déclarent n'avoir d'autres causes que celles reconnues par Van Levendonk.

Opinion de M. Decourtray.

M. Decourtray, chirurgien-major des hussards n°. 8, dit, dans la préface de son Mémoire sur l'ophthalmie , que des médecins d'un mérite supérieur ont reconnu que les enveloppes du col exerçaient une compression nuisible sur les vaisseaux sous-cutanés et déterminaient , dans plusieurs circonstances, une congestion sanguine dans les tégumens de la face , et dans les vaisseaux blancs de la membrane oculo-palpébrale , par suite de laquelle l'organe visuel est devenu excitable , que plusieurs causes irritantes auxquelles nos militaires sont journellement exposés deviennent fréquemment causes efficientes de l'ophthalmie. Il dit qu'on a mal compris les écrivains dont il partage l'opinion , parce qu'on a regardé comme cause efficiente ce qu'ils ont constamment désigné comme prédisposition. La congestion , dit-il , est le premier symptôme de l'ophthalmie militaire. L'opinion du docteur Prus est qu'on doit diviser l'ophthalmie en *active* quand l'irritation précède l'afflux des humeurs , et en *passive* quand elle lui succède , et que dans l'affection dont il est question , l'engorgement précède l'irritation.

Il prétend que , à la suite de la désinfection des salles dans l'hôpital militaire de Gand, il se développait plus ou moins d'ophthalmies ; surtout après les fumigations du chlore en désinfectant les paillasses, etc., et que, après la cessation des fumigations, l'ophthalmie se manifesta plus rarement. En conséquence elle est cause occasionnelle ou efficiente, agissant sur un organe prédisposé à l'inflammation, que le virus ou miasme n'existe que dans l'imagination de leurs propagateurs. 1°. Que la fumée de tabac agit comme prédisposition en excitant le globe oculaire. 2°. L'action de la poussière pendant les exercices. 3°. L'exposition plus ou moins prolongée aux rayons du soleil. 4°. La suppression de la transpiration, le passage subit du chaud au froid, l'humidité et la fraîcheur des nuits. 5°. L'ivresse ou les excès des alimens. Toutes les causes qu'on vient d'énumérer déterminent ou prédisposent à l'ophthalmie mais cependant ces agens opèrent plus sur les militaires en campagne, qu'aujourd'hui sur les soldats en temps de paix ; néanmoins l'ophthalmie n'exerça ses ravages sur aucune armée, si l'on en excepte celle d'Égypte où des causes locales ont suffi pour la produire. Une cause efficiente ou occasionnelle est celle qui, agissant tout-à-coup sur une partie déjà prédisposée, y détermine la maladie ; or, la cause de l'ophthalmie exige avant de pouvoir enflammer l'œil, le concours d'une cause prédisposante ; ainsi le militaire qui aura contracté l'ophthalmie par contact immédiat d'un de ses camarades infectés sera prédisposé à cette affection , par des causes telles que l'impression subite de l'air nocturne, humide et frais, quand certains vents prédominent ; par la suppression de la sueur ; mais pour que les ophthalmies se développent, il faut qu'une cause primitive agisse , et cette seule cause suffit pour phlogoser la conjonctive palpébrale et oculaire. On ne peut attribuer la cause de l'ophthalmie qui règne parmi les militaires qu'à la fatigue, à la poussière , et à d'autres influences auxquelles sont sujets les soldats en temps de guerre. Dans ces cas , cette affection aura existé dans tous les temps où les armées étaient en campagne, et cependant il est reconnu que jamais l'ophthalmie n'y exerça ses ravages , avant le retour de l'expédition de l'Égypte. Cette irritabilité est entièrement due à la nature contagieuse de cette ophthalmie, qui, transfuge de l'Égypte en Europe , se développe selon le concours d'une disposition particulière ou de la susceptibilité individuelle. Nous ne nions pas que la compression soit du col ou de la tête ou de toute autre partie du corps , ne contribue au développement de toutes les ophthalmies ; dans ce cas le sang s'accumulant dans les vaisseaux du col, finit par engorger ceux de l'œil. Mais ces causes sont loin d'être la cause efficiente de cette affection. Si la compression du col était la cause de l'ophthalmie, aucun de nos élégans n'en aurait été exempt par les hausse-cols qu'ils portaient il y a quelques années.

Le docteur Decoutray montre beaucoup d'impartialité dans l'exposé de son opinion, qui est la même que celle de M. Van Leven-donc, mais développée avec plus de clarté; et ce qui nous a offert le plus d'intérêt dans cette brochure, c'est la lettre de l'auteur, en réponse à celle de M. l'inspecteur général du service de santé militaire; certes pour la refuter, il ne fallait pas une grande logique.

Le rédacteur du Journal d'Anvers fait la réflexion suivante, dans son n°. 318, Décembre 1826 :

Si l'ophthalmie était causée, comme le prétendent MM. Vlimink et Van Mons, par la compression des vaisseaux du col et de ceux du front, pourquoi, pendant quatre ans, n'a-t-elle produit aucun effet?

Le docteur Gourée, chirurgien-major de l'hôpital militaire de la garnison d'Anvers, dit qu'il n'existe que dix ophthalmiques par mois.

Voyez le tableau qu'il a eu la bonté de remettre à M. le professeur Vandenzande , à qui j'avais demandé des informations sur cette maladie. Le même rédacteur dit aussi être assuré
que depuis cinq ans il n'y a pas eu autant
d'ophthalmies dans la garnison d'Anvers où les
expériences sur l'habillement qu'on a provoquées
n'ont point été essayées , et qu'à Bruxelles où
elles ont été exécutées , il en existe en ce moment, d'après M. Marinus , 113.

M. Marinus ne se prononce pour aucune
opinion sur l'ophthalmie ; mais il n'embrasse
point celle de ses compatriotes , et il dit n'avoir
pas rencontré la disposition que ces derniers
semblent avoir reconnue ; que les habits ne sont
jamais faits sur le corps des soldats qui arrivent à leur régiment, et que la plupart sont
trop larges , et sans rejeter absolument la compression par l'habillement, il pense que c'est à
d'autres causes qu'on doit attribuer la propagation de cette funeste maladie. Il partage la
même opinion que le docteur Gronendaels sur
les miasmes délétères, qui, répandus dans l'air
atmosphérique et mis en contact avec les absorbans de la conjonctive , déterminent la maladie et servent à la propager.

Les journaux politiques ont été l'arène dans

laquelle ils ont discuté leurs opinions ; ils en sont même venus aux personnalités. Voltaire dit quelque part :

> ....Acharnés les uns sur les autres
> Ils prodiguent leur vie et nous laissent la nôtre.

Les uns disent aux partisans du miasme , que malgré les désinfections des casernes, l'ophthalmie continue à régner depuis quelques temps avec une fureur sans égale partout le royaume et particulièrement dans la garnison de Bruxelles, ce qui confirme l'inutilité des désinfections ; et que le gaz acide muriatique oxigéné loin de détruire le virus ou le miasme , le rend au contraire plus actif. Ces expériences ont été faites aussi par Decourtray , chirurgien-major au régiment des hussards n°. 8 , et au lieu de soulager ceux atteints d'ophthalmie , ne firent qu'aggraver leur état.

Le docteur Gronendaels croit à la contagion de l'ophthalmie égyptienne. Il admet l'inoculation. Quelle raison , dit-il , pour nier l'existence d'un miasme parce qu'on aurait changé ou corrigé l'habillement, et qu'on aurait pratiqué une espèce de cheminée au schakos ? L'ophthalmie n'a pas moins continué, sur quoi on a observé que les moyens prophilactiques indiqués , ont été incomplets. Il compare cette ophthalmie à la variole et à d'autres affections contagieuses.

Dans son second et nouvel examen sur les opinions de l'ophthalmie, publié en 1826, il dit : Nous ne reviendrons plus sur ce qui a pu contribuer à l'extinction de l'ophthalmie en France. Le climat bienfaisant de ce pays, le caractère de ses habitans auront contribué à la prompte guérison de l'ophthalmie qui a été apportée d'Égypte ; d'un autre côté, pendant la guerre continuelle qu'elle a faite, la mort a dû moissonner un grand nombre des militaires atteints de cette affection.

M. de Kirckhoff prétend, avec raison, que cette ophthalmie ne se transmet par nulle autre voie que par celle du contact de l'œil sain avec la matière sécrétée par l'œil malade. Il a fait coucher plusieurs fois des individus atteints de cette maladie, avec des blessés, des vénériens et d'autres, et n'a jamais vu en résulter d'ophthalmie. Il a inoculé cette matière à divers individus, de manière à ne toucher que faiblement les bords de la paupière ; comme corps étrangers dans l'œil, l'ophthalmie s'est manifestée au bout d'un ou deux jours, rarement tarde-t-elle jusqu'au troisième pour se déclarer. Un de nos officiers de santé, qui servait sous ses ordres, M. Hupseh, pour prouver

qu'il ne croyait pas que la maladie fût contagieuse , se soumit à ces essais , et gagna ,
dans les vingt-quatre heures, une ophthalmie
si violente , qu'il faillit en devenir aveugle. L'auteur de ce Mémoire pense que cette maladie
doit son origine à la suppression de la transpiration , les yeux étant préalablement irrités , et
il cite, pour appuyer son opinion, l'ophthalmie
qu'on observa pendant l'été 1812 , à la grande
armée française en Pologne. Il ne nie nullement l'analogie de l'ophthalmie de l'armée des
Pays-Bas avec l'Égyptienne ; mais il attribue
l'une et l'autre à la même source ; savoir : à
une source catarrhale et non à une contagion
primitive. Il croit que le caractère contagieux
se développe comme celui du typhus et se com-
munique à toute une contrée.

Le docteur Baltz est de la même opinion ;
Jorritsma qui a observé et traité cette ophthalmie à l'hôpital de Leyde , dit que cette maladie
doit être attribuée au traitement que l'on suit
dans les armées pour guérir la gale ; il pense
que ce traitement purement topique refoule
souvent vers les yeux la matière psorique.

Kluyskens et Grohendal me paraissent les seuls
de tous les médecins Belges qui soient d'une
opinion conforme à la nôtre, sur l'origine de

l'ophthalmie, et qui est celle du plus grand nombre. Ce premier médecin laisse apercevoir, dans les moyens de prévenir et de détruire cette ophthalmie, qu'il croit à la contagion miasmatique.

Nous ne nous étendrons pas davantage sur l'analyse de ces opinions divergentes qui peuvent servir à apprécier les connaissances et la capacité de leurs auteurs, mais nullement convaincre tout homme impartial, que de simples conjectures sont loin de persuader.

Les médecins prussiens, tels que Græfe, Rust, Bretner, Walther, Helling et plusieurs autres allemands qui ont écrit sur cette matière, pensent tous que cette ophthalmie est éminement contagieuse et d'origine égyptienne.

Traitement de l'Ophthalmie égyptienne.

Cette ophthalmie est comme toutes les autres accompagnée des mêmes symptômes qui, à la vérité, se déclarent plus promptement que dans les ophthalmies générales. Le sang est poussé dans les vaisseaux de la conjonctive avec une telle force que dans une seule journée, il fait plus de progrès que les autres phlegmasies n'en font en cinq et huit jours. Aussi le médecin

est-il rarement appelé avant que la première
période inflammatoire ait cessé , et qu'un pus
très-abondant ait commencé à s'écouler des
yeux. Il est le plus souvent trop tard pour
pouvoir faire avorter cette inflammation. Aussi
les applications émollientes doivent être généralement rejetées. L'ophthalmie aiguë , n'importe la cause qui l'a produite , exige l'exécution
la plus prompte du traitement antiphlogistique
le plus rigoureux ; on doit mettre en première
ligne les saignées générales. Le peu de hardiesse
avec laquelle les chirurgiens combattent dans
la première période les ophthalmies , particulièrement celle des militaires , par de fortes ou
copieuses saignées , est la cause principale pour
laquelle elles parviennent à un degré si grave
qu'il résulte en peu de jours , une *cornéite* ,
un ramollissement , une rupture et une suppuration du globe de l'œil. Si les chirurgiens
faisaient promptement et abondamment des
saignées au bras et au pied , selon les circonstances . jusqu'à ce que le malade tombe en
syncope ; ou s'ils en pratiquaient cinq ou six
dans les vingt-quatre heures , ces déplétions
répétées équivalent à une hémorrhagie , et on
obvie ainsi à une terminaison trop souvent funeste. Je puis assurer d'après ma propre ex-

périence , que toutes les fois qu'on est avare de
cette opération , ainsi que cela se fait pour
les vieillards , on n'en retire pas les avantages
désirés , et on s'en repent souvent plus tard ;
mais dans l'inflammation grave , purulente de
la conjonctive oculaire et palpébrale , quoiqu'on
puisse retirer un certain avantage de la déplé-
tion sanguine ; dans ce cas on parvient moins
facilement à se rendre maître de la maladie en
affaiblissant le malade , qu'en arrêtant momen—
tanément la circulation par la syncope , et c'est
ce que l'on se propose d'obtenir par la saignée.
Cette pratique , outre son efficacité , exigera
pour la guérison une perte de sang beaucoup
moindre que celle qu'on cause par des saignées
répétées , auxquelles on a généralement recours,
lorsqu'on a négligé de pratiquer une saignee
suffisamment abondante dès le début de la maladie , toutes les fois que j'ai mis en usage ce
traitement ; même après les opérations de la
cataracte et de la pupille artificielle, j'ai toujours eu lieu de m'en applaudir. Je puis assurer que les saignées abondantes sont constamment un ancre de salut , et le seul moyen
d'empêcher la destruction de la cornée. L'ou-
verture de l'artère temporale sera aussi très-ef-
ficace, pourvu qu'on puisse en tirer beaucoup

de sang. L'application des sangsues aux environs des paupières m'a mal réussi dans toutes
sortes d'ophthalmies. Il y a long–temps que
j'en ai abandonné l'usage. Pourtant dans une
ophthalmie stationnaire , à l'imitation de Demours , j'applique une sangsue à l'intérieur de
la paupière inférieure pendant huit ou dix jours
consécutivement.

Toutes les fois que des accès de douleur dans
l'œil et dans l'orbite indiquent l'exaspération des
symptômes , ce sont des signes certains d'une
inflammation grave interne.

On ne doit pas perdre de vue que le temps
où l'on doit employer la saignée pour sauver
l'œil , est celui de la première période ou de
la première partie de la seconde ; et lorsque la
cornée commence à s'ulcérer, il faut traiter la
maladie d'après les principes qui sont applicables à l'inflammation de la sclérotique. Après
les saignées abondantes , s'il n'existe pas encore d'extravasion de lymphe dans les chambres
antérieures , on administrera un vomitif , et le
lendemain un purgatif drastique , on ne les ordonnera pas dans les cas où il existe un hypopyon , par la crainte que les efforts provoqués
par les vomissemens ne fassent accélérer la rupture de la cornée. Les bains de pieds sinapisés,

l'eau très-chaude, seront mis en usage, ainsi que la diète la plus sévère pendant la durée de l'état inflammatoire, privation de vin et de tout autre stimulant. On fera usage surtout des boissons antiphlogistiques acidulées.

Les vésicatoires à la nuque ne seront appliqués qu'après les saignées abondantes et les purgatifs; sans cela au lieu d'être favorables, ils seraient nuisibles.

M. Bégin dit avec raison que la saignée a pour résultat de produire, 1°. la diminution de la quantité de sang qui devient une cause secondaire très-puissante dans l'accroissement de la douleur et de l'irritation locale, toutes les fois qu'il pénètre avec abondance dans les parties déjà stimulées; 2°. de rendre ce liquide plus séreux, et de suspendre l'abord des matériaux nutritifs, qui servent à la renouveler : on a observé que le sang était d'autant plus nuisible aux organes irrités, qu'il contient une plus grande proportion de molécules alibiles, et qu'il est riche, en principes fournis par une alimentation animale; 3°. enfin de relâcher tout l'organisme, de diminuer la stimulation des principaux viscères, et de rendre les sympathies moins actives, de prévenir le développement d'une partie des accidens graves dont elles sont la source, de manière que le sang appelé par l'irritation est lui-même une cause permanente d'irritation pour les parties où il s'accumule en proportion trop grande. Si l'on n'en di-diminue la masse, si la partie n'en est débarrassée, les symptômes de l'état inflammatoire se prononcent de plus en plus, et les accidens ont leur cours naturel pour peu qu'ils aient une certaine étendue, ou une certaine intensité ; les révulsifs loin de convenir pour entraver la marche, n'auraient alors pour résultat que de la rendre plus violente et plus rapide. Mais à l'époque où l'irritation ne s'est pas encore transmise au système circulatoire, ou bien qu'elle est diminuée, on conçoit tout le parti que le médecin peut tirer des révulsifs ou tout autre moyen propre à détourner le flux nerveux, à détruire son raptus sur les nerfs, par l'affection desquels le mal débute, et autour desquels vont bientôt venir se grouper les autres accidens de l'irritation.

Je pense que c'est à cette époque seule que l'on a pu obtenir quelques succès en pratiquant l'acuponcture.

Quant aux topiques, au commencement d'une ophthalmie, on tire beaucoup d'avantage de l'application froide même à la glace, mêlée à

quelques gouttes de jus de citron, ou de vi-
naigre, ou de sous-acétate de plomb liquide;
ce sel diminue ou affaiblit l'inflammation. Le
sulfate d'alumine battu avec un blanc d'œuf
et de l'eau de rose produit les mêmes effets;
d'ailleurs ils ne sauraient faire de mal dans aucune période de la maladie. L'application du
froid sur les yeux enflammés a la vertu de sous-
traire une quantité de calorique animal et agit
en même temps comme répercussif.

Quand l'ophthalmie sera trop avancée pour
la faire avorter, on appliquera sur l'œil des
narcotiques, tels que l'extrait de belladone,
ou une décoction de têtes de pavots tiède, si
cette application était trop chaude, elle appe-
lerait davantage le sang à cette partie. Dans le
cas de fortes douleurs des yeux et de la tête,
avec insomnie, on administrera l'opium à l'intérieur et on fera des frictions sur l'arcade sour-
cillière avec huile de jusquiame; on cessera l'application ci-dessus quand une matière puriforme paraîtra sur le bords des paupières: dans
ce cas on injectera, si on est à portée, de l'eau
de mer ou une infusion de feuilles de tabac,
par exemple deux drachmes avec huit onces
d'eau; mais les injections qui m'ont le mieux
réussi dans toutes les ophthalmies purulentes,

sont la solution de nitrate d'argent gr. j. eau dist. onc. j, et la préparation de Ware qui est celle de Bates composée.

R. Cupris sulf.
bol armen. } *ana. . . . . . . unc iv.*
Camph. . . . . dragm. j.
Misce f. pulv. projice in aquâ coq. libr. iv.
Cum lotio sit frigida sœpissimè injiciatur paulilum unter oculum et palpebras.

La teinture thébaïque est aussi très-utile.

Ces remèdes possèdent une propriété styptique; quand elle est trop forte on y ajoute de l'eau selon la circonstance et l'intensité de la matière puriforme; on aura la précaution de ne pas laisser séjourner cette matière entre les paupières, à cet effet, on a soin d'user de la liqueur plusieurs fois dans la journée en l'injectant avec une petite seringue d'étain, ou, ce qui voudra mieux, d'ivoire, dont l'extrémité doit être émoussée, crainte de blesser l'œil. Lorsque l'écoulement et l'ophthalmie seront diminués, on diminuera aussi la force du collyre et on injectera moins souvent.

Je dois avertir qu'il n'est rien de plus contraire que les cataplasmes émolliens chauds; ils augmentent la tuméfaction et la laxité de la conjonctive. Aussi les gens de la cam—

pagne se débarassent très-souvent des ophthalmies, en appliquant des cataplasmes faits avec
le lait caillé. Dans les ophthalmies purulentes,
on peut essayer ceux composés de feuilles de
laitue.

Outre les injections styptiques, nous avons
employé avec succès la pommade composée.

R. Onguent rosat. . . . . . ana unc iv.

Oxide de mercure rouge . . . . . gr. xx.

Camphre. . . . . gr. x.

*Muriate oxigéné de mercure. . . gr. v. bien
porphorisé.*

On introduit, cet onguent tous les soirs en
se couchant entre les paupières, à cet effet on
en prend chaque fois gros comme un grain de
blé.

La pommade de Janin et l'onguent de nitrate de mercure produisent aussi de très-bons
effets.

A l'intérieur j'administre les pilules suivantes:

*R. Muriate de mercure doux, souffre doré
d'antimoine. . . . . ana unc iv.*

Opium . . . . gr. xij.

Digitale pulvérisée . . . . gr. xx.

Sirop antiscorb. de Portal. q. s. pour des pil.
de gr. jj, dont on prend six par jour, deux
le matin, autant à midi, et autant le soir.

Le purgatif que nous employons dans les ophthalmies purulentes , excepté chez les enfans , est celui composé comme il suit :

R. Gom. gutte. . . . . gr. iv.
Kermès. . . . . g. ij.
Sirop commun. . . . . . . ana. onc. iv.

Les motifs qui nous engagent à insister sur les moyens mentionnés ci-dessus , sont fondés sur notre pratique et sur notre expérience.

Lorsque l'ophthalmie aura cessé en partie , et que la tuméfaction et l'écoulement puriforme auront diminué , les paupières pouvant être renversées , l'on cherchera à détruire les bourgeons charnus ou les fongosités , en promenant dessus du nitrate d'argent fondu ; on aura soin d'essuyer de suite l'œil pour que la dissolution ne se répande pas sur le globe (1). Le précipité rouge ou le vert de gris pulvérisé très-finement et souflé dessus ces fongosités m'a aussi très-bien réussi. Mais qu'on ne s'avise pas d'inciser celles qui se forment sur le globe de l'œil ; dans ce cas , une plus forte végétation en serait au bout de peu de jours le résultat.

Le séton à la nuque , qui est excellent dans les ophthalmies scrophuleuses , herpétiques , n'est d'aucune utilité dans l'ophthalmie égyp-

______

(1) En pareil cas on lave les yeux avec du lait.

tienne, excepté quand elle est devenue chronique.

Paoli employait parmi les moyens curatifs, la solution de deux grains de sublimé corrosif dans une livre d'eau distillée. Si la granulation de la muqueuse des paupièr_s tardait à se dissiper, il y promenait la pierre infernale. Pour éviter la contagion, il faisait laver les yeux, ainsi qu'on le pratique en Égypte et dans les flottes anglaises, avec l'eau acidulée, avec du jus de citron.

Louis Franck dit que la graine de *cassia absus*, qui croit en Égypte, était autrefois préconisée par les médecins de ce pays, qu'il nomme chinohchim, et le juniperus sabine, ainsi que l'oxide de zinc.

Vasani fait de grands éloges de l'usage de la digitale pourprée à l'intérieur, en augmentant la dose jusqu'à un drachme par jour selon la force de l'état inflammatoire de l'ophthalmie, pour ralentir la circulation, car la susdite ophthalmie dépend d'un excès de vitalité; la digitale ayant la propriété de calmer l'action stimulante du système artériel et d'agir comme contre stimulant. Outre la digitale, il ordonnait aussi aux ophthalmiques le lart. cinet., tant à l'intérieur, qu'à l'extérieur en forme de collyre, ainsi que l'extrait d'aconit et de jusquiame. Ce traitement a été regardé par Vasani, non comme stimulant, mais comme contre-stimulant ou anti-phlogistique.

Voici ce que plusieurs confrères m'ont communiqué sur les renseignemens que je leur avais demandés sur l'ophthalmie.

Le docteur Naéglé, mon ami à Dusseldorf, m'a envoyé un mémoire écrit en allemand, publié par de Leume ; le docteur Fallot de Namur m'a fait le plaisir d'analyser ce petit livre. L'opinion de ce médecin est : « Qu'il est peu » important de savoir si l'ophthalmie conta- » gieuse, qui, après avoir long-temps sevi » dans les armées prussiennes, s'est étendue » aux habitans des villes et des campagnes sur » les bords du Rhin, est d'origine égyptienne. » Le rapport frappant qu'on observe entre les » symptômes de cette ophthalmie, et ceux de » l'ophthalmie vénérienne et l'efficacité des pré- » parations mercurielles, peut conduire à la » connaissance de son origine. Son siége pri- » mitif est dans les glandes placées dans la mu- » queuse palpébrale, c'est de là qu'elle s'étend » aux autres parties de l'œil. Elle ne mérite pas » le nom d'inflammation, car les phénomènes » les plus communs des phlegmasies manquent

» tout-à-fait dans cette affection primitivement
» contagieuse. Dans son traitement, il faut éviter
» la chaleur et la sécheresse, rechercher le froid
» et l'humidité. On peut admettre en principe
» que des lotions faites fréquemment avec de
» l'eau froide sont le plus puissant des remèdes.
» Les médicamens antiphlogistiques ne peuvent
» que nuire. Il convient d'employer des moyens
» qui puissent atténuer par leur vertu spéci-
» fique, la tendance de la conjonctive palpé-
» brale aux dispositions morbifiques, à la tête
» desquels il faut placer le mercure. »

Le docteur Naéglé qui m'a écrit à ce sujet,
dit : « L'ophthalmie d'Égypte ou catharrhale
» maligne, comme je voudrais plutôt l'appeler,
» a été observée de temps en temps ici ; mais
» elle n'était pas si grave qu'on en ait dû avoir
» des craintes. Je l'ai traitée souvent tant à
» l'hôpital qu'en ville, et aucun des malades
» n'a perdu la vue. Chez le bourgeois, cette
» maladie est plus rare. J'ai traité avec grand
» succès une ophthalmie goutteuse très-opi-
» niâtre et très-douloureuse, pendant près de
» quatorze jours, avec les feuilles de betula (poi-
» rée bette) appliquée toute fraîche sur l'œil
» enflammé et la moitié sur la tête. Tout autre
» moyen interne et externe avait échoué. »

M. Mohr, chirurgien-major de la garnison de Mæstricht, m'écrivit que dans le moment il n'avait à son hôpital que huit ou dix personnes qui seules souffraient encore légèrement des suites de cette maladie, qui, depuis un an, avait beaucoup diminué dans cette garnison, parfois elle avait entièrement cessé, que si cependant elle paraissait de nouveau, il répondrait au désir de M. Lusardi, et cette occasion se présentera facilement à Liège où cette maladie règne encore fortement. Il observe que tous les ophthalmiques de la province ou plutôt de la garnison de Liège et de Namur, ont été envoyés à Mæstricht, chef-lieu du commandement général. Parmi 36 hommes envoyés de Liège pour passer la visite, il n'en a pas trouvé moins de 24 complètement aveugles, et sortant tous d'une garnison de la moitié moins forte que celle de Mæstricht.

Le chirurgien-major Thyrion à M. le docteur Lusardi, médecin-oculiste.

« Monsieur,

« J'ai l'honneur de vous envoyer la note des
» ophthalmies de la garnison d'Anvers, et de
» vous joindre le nombre des ophthalmies ob-
» servées à l'hôpital de Liège, pendant le mois

(65)

» juillet 33 , août 122 , et jusqu'au 20 sep-
» tembre 147.. Au 20 , cette maladie a at-
» teint autant de nouveaux soldats que d'an-
» ciens , et il reste en traitement à cette date 51.

» Voilà tous les détails que je puis vous don-
» ner ; jusqu'à présent je n'ai ni borgne ,
» ni aveugle.

» Recevez , Monsieur , l'assurance de mon
» parfait dévoûment.

» Votre très–humble serviteur. THYRION. »

Lettre du profosseur Anciaux.

Liège , 30 juillet 1826.

« Monsieur,

» L'ophthalmie règne parmi les soldats de notre
» garnison , les victimes de cette cruelle maladie
» sont pourtant moins nombreuses qu'elles ne
» l'ont été. On m'assure que vous devez partir
» pour Liège, et alors, si je puis vous être utile ,
» je satisferai bien volontiers à votre désir. »

Il a tenu sa parole ; mais n'étant plus chirurgien en chef de l'hôpital civil , il n'a pu
me donner les renseignemens que M. Thyrion
aurait pu me fournir (1). Voici ses notes ainsi
que cèlles du docteur Gouzée , à qui je té–
moigne toute ma reconnaissance.

---

(1) J'ai cherché et pris des informations par correspondance
dans les pays que je n'ai pas pu parcourir ; j'ai reçu des lettres de
différens médecins célèbres , tels que Græf, Weller, etc.

NOTES.

1. Carmann (Catherine), âgée de cinquante ans, entrée à l'hôpital de Bavière, le 21 avril 1824, atteinte de l'ophthalmie militaire depuis trois jours. Il y avait hypopion aux deux yeux qui se sont crevés le jour même de son admission à l'hôpital.

2. Carmann (Cath.), sa fille, âgée de vingt-deux ans, entrée le même jour. — Ophthalmie militaire depuis quatre jours. — Hypopion du côté droit. — Rupture de l'œil le lendemain de son entrée. — L'œil gauche a eté conservé.

Nota. L'amant de la fille Carmann était un soldat de la garnison qui fut attaqué de l'ophtalmie. Il sortit de l'infirmerie militaire, non entièrement guéri, et *communiqua* la même maladie à la fille Carmann et à sa mère.

3 Martin (Jean Joseph), âgé de vingt-deux ans, soldat réformé pour de larges taies survenues à la suite de l'ophthalmie militaire. L'inflammation de la conjonctive existait encore lorsqu'au mois de mars 1826, il rentra chez son père. Celui-ci fut atteint de l'ophthalmie.

Le jeune homme dont le mémoire a été couronné par la faculté de médecine de Liège se nomme Jacquet; il est de Gand. Il dit s'être inoculé la matière *puriforme, ophthalmique* sans aucun résultat. Lorsqu'il est venu à Liège, dit le professeur Ancieaux, je lui ai proposé de réitérer l'expérience, il y a consenti; moi-même, en présence des chirurgiens militaires, j'ai chargé la barbe d'une plume du liquide s'écoulant de l'œil d'un soldat affecté de l'ophthalmie et l'ai déposé sur l'œil de M. Jacquet, et il n'en est rien résulté. Mais il est vrai de dire que l'inflammation avait singulièrement perdu de son intensité; le malade était en voie de guérison. La propriété contagieuse ne se perd-elle pas dans ce cas comme dans la blennorrhagie, etc ?

GARNISON D'ANVERS.

NOTE SUR L'OPHTHALMIE.

Depuis 1821, époque où la garnison d'Anvers avait fourni beaucoup d'ophthalmies, cette affection ne s'y était plus montrée que d'une manière sporadique. Pour faire voir le nombre ordinaire des malades, je crois inutile de remonter au-delà du commencement de cette année. En janvier 1826, il y en eut 20; en février, 4; en mars, 15; en avril, 12; en mai, 12. Dans le mois de juin, ce nombre s'accrut beaucoup, comme on le verra dans le tableau ci-dessous :

DATES.	NOMBRE des OPHTHALMIES.	AFFECTANT		OBSERVATIONS.
		de nouvelles RECRUES.	d'anciens SOLDATS.	
2	1	1	»	Les jours dont les dates manquent dans ce tableau, n'ont pas fourni d'ophthalmie. Ce tableau ne comprend que les ophthalmies entrées à l'hôpital. Il ne s'en est trouvé que deux dans le reste de la garnison, lesquelles affectant des femmes ou enfans, ont été traitées à domicile.
5	7	»	3	
6	»	3	4	
7	2	»	2	
8	7	7	»	
9	1	1	»	
10	6	4	2	
11	2	2	»	
12	4	1	3	
13	4	3	1	
14	2	1	1	
15	2	1	1	
16	4	3	1	
19	1	1	»	
20	1	»	1	
21	2	1	1	
23	1	1	»	
24	1	1	»	
25	2	2	»	
27	3	3	»	
28	1	»	1	
29	1	1	»	
Totaux.	58	37	21	

Pour trouver la cause qui a produit cet accroissement insolite des ophthalmies, il est nécessaire
de faire ici quelques remarques.

Dans les mois d'avril et de mai, la température
fut froide à quelques jours près, le vent du nord
souffla presque constamment. Cependant, vers le
25 mai, le vent devint sud, et les chaleurs assez
fortes se firent sentir tout-à-coup. Le 3 juin, le
vent du nord et le froid se montrèrent de nouveau, et avec cette circonstance coïncida l'appa-
rition subite d'un assez grand nombre d'ophthalmies.

Hors trois, c'est de la division d'infanterie que
sont venus tous les malades. Notons qu'on n'y a
point modifié la tenue comme dans quelques autres
garnisons. Elle faisait alors quatre heures d'exercices par jour, sur un sol couvert d'herbe ; deux
heures le matin, de 6 à 8 heures, et autant l'ap-
'rès-midi, de 4 à 6 heures.

L'esplanade où se font les exercices, est très-
exposée aux vents. La division d'infanterie, casernée aux Faucons, doit faire une route de 25 mi-
nutes pour s'y rendre; cette marche échauffait les
soldats et contribuait avec les vents à produire
une forte poussière. Arrivés sur le terrain, ils
s'exerçaient d'abord, en place, au maniement
des armes; ils se refroidissaient, et ne manquaient
pas, quand ils en avaient le temps, de se frotter
les yeux pour en ôter les corps étrangers qui devaient s'y être amassés.

Les ophthalmies étaient en général très-légères.
Souvent les malades se trouvaient guéris à leur
arrivée à l'hôpital. Le régiment suisse, caserné
à la citadelle, n'en a donné que trois. L'artillerie,
casernée au même endroit, n'en a point fourni.

Depuis le 1er. juillet, on n'exerce plus que
deux heures par jour; le temps est devenu chaud,
les vents piquans et la poussière n'existent plus :

aussi, depuis ce jour jusqu'aujourd'hui 18 , il n'est entré que 13 ophthalmies à l'hôpital.

CONCLUSION.

D'après ce qui précède, je pense qu'on peut regarder comme causes de l'augmentation de l'ophtalmie dans le mois de juin, le refroidissement de l'atmosphère après quelques jours de chaleur, les vents froids et la poussière, auxquels l'infanterie était particulièrement exposée dans les circonstances qui ont été rapportées plus haut. J'ignore si la tenue de cette arme y a contribué comme cause prédisposante ou autrement.

Je me fais un plaisir de communiquer cette note à M. le docteur Vandenzande, pour en faire un usage quelconque et tel qu'il le jugera convenable.

Anvers, 18 juillet 1826.

GOUZÉE,
Docteur-Médecin, Chirurgien-Major
de la 15e. division d'infanterie.

En écrivant précipitamment ma note sur l'ophthalmie, j'ai commis quelques inexactitudes dans le tableau, faute de m'être donné le temps de prendre des renseignemens suffisans. Quelqu'usage qu'en veuille faire M. le Docteur Vandenzande, je crois nécessaire de rectifier ce tableau.

DATES du mois.	NOMBRE des malades atteints de l'ophthalmie.	DIFFÉRENCES selon qu'elles ont affecté	
		les nouveaux MILICIENS.	les anciens SOLDATS.
1	»	»	»
2	1	1	»
3	»	»	»
4	»	»	»
5	3	»	3
6	8	4	4
7	2	»	2
8	7	7	»
9	1	1	»
10	6	4	2
11	3	2	1
12	4	1	3
13	4	3	1
14	2	1	1
15	2	1	1
16	4	3	1
17	»	»	»
18	»	»	»
19	1	1	»
20	1	»	1
21	2	1	1
22	»	»	»
23	1	1	»
24	1	1	»
25	2	1	1
26	»	»	»
27	3	1	2
28	1	»	1
29	1	1	»
30	»	»	»
Totaux.	60	35	25

Anvers, juillet 1826.

GOUZÉE.

CONCLUSION.

L'ophthalmie qui règne en Égypte est endémique dans ce pays, et nul doute qu'elle n'ait un caractère contagieux. D'après la description qui en a été faite par Volney, dans ses voyages, on ne peut se dispenser de croire que cette maladie ne se soit propagée par contact.

On ne doit pas être surpris de ce que les médecins n'ont pas compris le caractère contagieux de l'ophthalmie ; quand on réfléchit aux diverses opinions émises, concernant la fièvre qui a souvent régné dans la péninsule.

En outre, ils n'ont pas eu une véritable idée de la nature des maladies contagieuses. On a parlé de contagion, sans s'entendre sur sa signification.

Le plus grand nombre de médecins ont cru que par contagion on devait entendre toutes les maladies susceptibles d'être contractées, n'importe de quelle manière, soit par infection miasmatique soit par contact médiat et immédiat. Voilà précisément pourquoi les médecins imbus de ces idées, se sont contredits sur la propagation des maladies pestilentielles, et cette opinion s'est transmise des uns aux autres depuis bien des temps.

Il en a été de même de l'ophthalmie qui règne aujourd'hui en Europe surtout parmi les militaires ; il était réservé aux Anglais et aux Italiens, l'honneur de signaler cette ophthalmie de nature contagieuse. D'après toutes les recherches et les observations sur cette maladie, on ne peut plus douter, je crois, de deux faits ; le premier, c'est que cette ophthalmie a été certainement apportée d'Égypte ; et le second, qu'elle est contagieuse, mais seulement susceptible d'être communiquée d'une personne à une autre par le contact immédiat de l'écoulement des yeux de ceux qui sont affectés sur ceux de personnes saines. Je crois bien que ce moyen de communication peut, dans certains cas et chez certains individus, être combiné avec d'autres causes, qu'il est difficile de saisir. La propagation d'une maladie contagieuse peut devenir plus active dans les relations ordinaires de la vie partout où elle régnera, soit par l'effet des conditions locales du sol ou de la constitution atmosphérique, et que le contact direct se réunisse tôt ou tard à celui qui est plus général et d'une nature spécifique. En outre, comme l'affection produite par la contagion est d'une nature plus violente et plus maligne que celle qui est le résultat de l'impression dès causes atmosphériques, elle occasionnera dans tous les cas une ophthalmie très-étendue, des formes différentes, difficiles à distinguer pour le médecin qui n'a pas l'occasion de voir autant de ces affections que celui qui s'occupe spécialement de cette branche de la médecine. Quelque chose doit cependant agir pour donner lieu à l'ophthalmie maligne dont nous nous occupons ici ; car les mêmes causes agissent avec la même violence dans d'autres pays que l'Égypte, et ne produisent cependant pas le même effet.

Dans les royaumes de la Grande-Bretagne, des Pays-Bas et en Prusse, l'ophthalmie a régné et règne encore avec beaucoup d'intensité sur un grand nombre de malades ; et depuis quand ? Certainement ce n'est que depuis qu'en Angleterre l'armée est revenue de l'expédition d'Égypte ; ce sont les soldats de cette expédition qui l'ont communiquée à un grand nombre d'autres de leurs compagnons d'armes, ainsi que dans les hôpitaux et les écoles où l'on élève les enfans qui furent visités par leurs pères venant d'Égypte. Un seul de ces enfans qui en ait été atteint, l'aura communiquée à ses camarades, qui très-souvent se servent des mêmes bassins et des mêmes serviettes.

Depuis 1815, l'armée Belge–Hollandaise est attaquée de l'ophthalmie ; où a-t-elle pris son origine, si ce n'est des militaires Anglais, après la bataille de Vaterloo? Il en est de même des Prussiens. Ce fut aussi un triste héritage de la coalition avec l'Angleterre. Depuis elle se propagea dans toute l'Allemagne ; et aujourd'hui, la Russie et l'Autriche en sont infectées , et toute l'Europe paiera son tribut par la négligence des gouvernemens, induits en erreur, par les médecins non contagionistes ; tandis que si on avait été attentif aux observations des médecins qui ont manifesté leur opinion sur la nature contagieuse de cette ophthalmie, le pronostic de Sir Williams Adams et de tant d'autres, ne se serait pas vérifié, qui est qu'elle se propagerait dans toute l'Europe. On doit observer que l'ophthalmie égyptienne se contracte bien plus facilement, et ne règne aussi épidiquement que quand un grand nombre de personnes est exposé aux causes épidémiques qui l'occasionnent primitivement , ou aux causes qui la font propager d'un homme à un autre, comme lorsque des soldats sont encombrés ensemble dans les mêmes bâtimens, se servent des mêmes serviettes, de la même eau, des mêmes cartes, etc. Il existe, nous avons déjà dit, des ophthalmies purulentes susceptibles d'être communiquées, mais l'irritation qu'elles occasionnent est bien différente; cette irritation n'est pas portée au point de faire déclarer la même affection, comme dans celle dite égyptienne: l'inflammation causée par d'autres ophthalmies purulentes est moins intense et moins violente que celle qui fait le sujet de notre discussion. D'après des observations faites par M. Vetch, il paraîtrait que la matière ou virus gonnhorique introduit entre les paupières d'une personne non affectée, ne serait pas communiquable, quoique probablement elle ait tout son effet contagieux; de même l'urètre ne peut être affecté par l'application du virus pris sur les yeux de l'individu sur lequel on fait l'expérience.

M. Vetch dit, qu'ayant reçu un soldat dans une période très-avancée de l'ophthalmie purulente d'Égypte, chez lequel la destruction de la cornée était déjà assez étendue, il a fallu détourner l'affection des yeux par celle de l'urètre, en appliquant une certaine quantité de matière purulente sur ce dernier organe. Cet essai qu'on répéta sur plusieurs malades, ne fut suivi d'aucun effet, quoiqu'ils fussent tous dans le moment affectés de l'ophthalmie purulente d'Égypte la plus intense, et chez tous l'application fut tout-à-fait sans danger; mais dans un autre cas où le pus fut pris de l'œil d'un homme qui était affecté d'ophthalmie purulente, et appliqué sur l'urètre d'un autre, l'inflammation de l'urètre commença trente-six heures après, et fut suivi d'une gonorrhée très-abondante. Un élève de son hôpital s'appliqua sur les yeux le virus blennorrhagique, sans qu'il en résulta aucune affection de la conjonctive. Il est vrai de dire que tous ne sont pas susceptibles de contracter une affection aussi facilement. L'irritabilité est la cause que deux personnes cohabiteront avec la même femme infectée peu de tems l'une après l'autre, l'une, pourra être infectée, tandis que l'autre ne le sera point.

Il en est de même dans l'ophthalmie contagieuse, un militaire qui entrera dans ses foyers affecté de l'ophthalmie, la communiquera à certaines personnes, et non a d'autres.

L'ophthalmie puriforme de l'armée se communiquera d'autant plus facilement quand elle sera dans sa plus haute période, dans sa plus forte intensité. Je ne sais, si nous pouvons la comparer par sa contagion à la blennorhagie, qui, après la cessation de l'état inflammatoire n'est plus contagieuse. Je n'oserai affirmer que l'ophthalmie puisse se communiquer étant près de sa terminaison, comme dans ses autres périodes ; cependant je puis assurer que des militaires rentrés chez leurs parens, ayant l'ophthalmie depuis six mois et même plus long-temps, ils la leur ont communiquée; je pourrai citer plusieurs observations de ce genre, malgré ce qu'en disent les non contagionistes. Trois observations suffiront, je pense, pour prouver la contagion de cette ophthalmie. Il existe à Namur la famille *Pana* dont un des fils nommé Edouard, âgé de 23 ans, entra au service dans le 1er. bataillon des en l'année 1822 :niernoacns, quoique l'ophthalmie existait déjà depuis long—temps dans la caserne, cependant ce n'est qu'a—rès 18 mois de service qu'il en fut atteint; ellet se déclara au mois de septembre, il s'en aperçut un matin en se levant. Cette fois elle dura peu de temps sans qu'il en fut pourtant totalement guéri. Elle fut combattue, d'après ce que me dit *Pana*, par des lotions d'eau de pluie, et de goulard, et la diète; mais six mois après, elle devint si violente qu'elle lui fit perdre totalement la vue. L'œil droit est atrophié et sur lé centre de la cornée de l'œil gauche. Il existe une énorme cicatrice et une petite portion de de transparence à la partie inférieure, où l'on peut essayer de pratiquer une pupille artificielle. Pana vint me consulter à Liège; je me rendis un mois après à Namur, et je pris de plus amples renseignemens près du docteur Fallot, médecin d'un rare talent ; Pana avait été renvoyé chez lui après avoir fait le traitement que l'on crut convenable. Pourtant je ne cacherai pas que les cataplasmes qu'il me dit qu'on lui avait fait appliquer sur les yeux, doivent avoir contribué ou du moins accéléré la rupture de la cornée transparente. Édouard communiqua l'ophthalmie à un de ses frères et à sa mère ; le premier est resté aveugle à peu près dans le même état qu'Édouard, et la mère est bien maltraitée aussi par ce fléau ; mais du moins elle peut encore se conduire seule, ayant encore un œil où il y a un peu de transparence.

Mais ce qu'il y a ici digne de remarque, un autre frère et une sœur furent exempts de cette cruelle affection, le frère ayant couché avec son frère aveugle, et la sœur avec sa mère. Voici à quoi nous devons attribuer cette non contagion. Ces deux individus qui eurent le bonheur d'en être exempts, sortirent tous les matins de très-bonne heure, et ne rentraient que les soirs très-tard ; ils se servirent, pour se laver les yeux et la figure, de l'eau de la pompe, sans faire usage ni de bassin, ni de serviette ; leur mouchoir seul leur servait à essuyer. En outre, ils fréquentaient peu leurs parens. Chez le second frère, l'ophthalmie avait récidivé, et ce fut à cette seconde atteinte, comme son frère Édouard, qu'il perdit la vue avec atrophie de l'œil gauche.

J'ai fait avec succès l'opération de la cataracte au nommé Martin, âgé de 86 ans, cuisinier de M. Desoer, receveur-général. Son petit-fils, militaire, et atteint d'une ophthalmie, ayant eu l'ordre de rentrer dans ses foyers, il communiqua cette affection à toute sa famille qui était nombreuse, personne n'est resté privé de la vue.

Au mois de janvier dernier, la nommée Marie Stieman, âgée de 45 ans, vint accompagnée de son mari, me consulter à Bruxelles pour une ophthalmie dont toute sa famille fut atteinte. Sa demeure est dans la commune de Bois de Lessines, canton de Gramont. Cette ophthalmie fut communiquée à une des filles de Stieman par le nommé Jean-Baptiste Scutner, militaire en garnison à Tournay, qui fut obligé de se rendre chez lui différentes fois à cause de son ophthalmie. Cette affection commença par sa fille aînée, on en devine la raison ; sa mère fut la seconde qui en était attaquée, et à son tour, la donna à son mari, et ainsi de suite à ses deux autres enfáns. Le militaire paraît, à ce que me dit Stieman, être guéri. Il n'en est pas de même de ce dernier et de sa famille, qui en sont toujours plus ou moins affligés, surtout la mère dont les deux yeux sont parsemés, de vaisseaux variqueux, dont l'inflammation devient de temps en temps plus intense. Quand on réfléchira à ces observations, sans indiquer celles que j'ai dans mon porte-feuille et celles citées par tous les médecins anglais, allemands et italiens, je pense qu'on n'osera plus douter du caractère contagieux de cette ophthalmie. J'ai adressé au docteur Avliminch, le sieur Stieman et sa femme pour qu'il examinât s'il reconnaissait en eux la contagion de cette maladie et son origine. L'opinion de ce jeune et savant médecin n'est pas conforme à la notre sur la cause de cette ophthalmie, il prétend que l'habillement des militaires belges ne devait que contribuer au développement de la maladie. Du reste, nous sommes d'accord sur tous les autres points.

La différence de l'ophthalmie Égyptienne contagieuse, des autres phlegmasies oculaires; est, outre ce que nous avons dit en parlant de son caractère, que ses récidives jusqu'à trois et quatre fois, sont plus graves, plus opiniâtres que dans leur invasion primitive, dans les temps chauds et brûlans que dans les sai-

sons froides et tempérées. Cette ophthalmie attaque les personnes les plus saines, sans distinction
de sexes, d'âges et tempéramens, preuve de la qua-
lité contagieuse, tandis que les ophthalmies ordinaires affligent le plus souvent ceux qui y sont
plus ou moins prédisposés , tels que les scro-
phuleux , dartreux , etc. L'ophthalmie contagieuse diffère encore des autres par la promptitude de la rupture de la cornée , surtout par
la durée d'une longue irritabilité des yeux ,
malgré tous les moyens mis en usage. L'ophthalmie dont il est question , attaque plus spécialement la conjonctive palpébrale et oculaire
et se propage promptement à la cornée qu'elle
ramollit , et en occasionne la rupture , tandis
que les autres, même la syphilitique , attaquent
de préférence l'iris , la choroïde et la rétine ,
en désorganisant tout l'intérieur de l'œil.

Chez les femmes, les symptômes sont considérablement augmentés pendant quelques jours
avant l'époque des règles ; mais aussitôt que
cette évacuation a lieu , ils diminuent d'intensité. Ces sypmtômes sont une preuve convain-
cante que le sang joue ici un grand rôle ,
comme dans toutes les phlegmasies en général. La durée de l'irritabilité des yeux après
la terminaison , est due à sa nature conta-

6

gieuse, et ne se remarque dans aucune autre ophthalmie. On doit aussi attribuer les récidives à cette durée d'irritation qui tient à une cause de nature spécifique (1) jusqu'aujourd'hui inexplicable, et opposée à la cause générale comme le dit l'illustre *Chaussier*, que tous les produits des sécrétions des membranes muqueuses très-enflammées peuvent transmettre cette inflammation, lorsqu'ils sont mis en contact immédiat avec des membranes semblables chez des sujets sains. Il y a plus, lorsque ces membranes appartiennent à des organes très-importans, leur inflammation agit sympathiquement sur tout l'organisme, modifie et altère toutes les fonctions, et les produits de toutes les sécrétions deviennent propres à répandre la maladie. C'est ainsi que s'établit la contagion de la peste, du typhus, de la fièvre jaune, etc. Mais il n'en est pas de même de l'ophthalmie, le plus qui découle d'un œil enflammé peut déterminer une irritation par son transport direct sur un œil sain, et ne saurait produire des effets étendus. Il est hors de doute aujourd'hui que tous les médecins d'un

---

(1) Je ne dissimulerai pas, et ne craindrai pas d'avancer que si cette ophthalmie a fait tant de progrès jusqu'à ces jours, cela provient de ce qu'on n'a jamais compris cette maladie, et qu'elle a toujours été traitée par des moyens contraires.

esprit observateur admettent la contagion de l'ophthalmie Égyptienne, et que sa propagation dans plusieurs contrées et villes de l'Europe n'a pas eu d'autres sources, et que tant en Anlgeterre qu'en Italie, elle n'a eu lieu que précisément à l'époque où les soldats sont revenus d'Égypte. Elle se déclara dans ces pays avec les mêmes caractères, aussi bien parmi les militaires que parmi les habitans qui les fréquentèrent, ou les concitoyens qui en étaient déjà affectés par le contact avec les premiers.

Enfin, pour se convaincre du caractère contagieux de l'ophthalmie qui règne chez les militaires, des médecins scrutateurs ont injecté de la matière puriforme qui s'écoulait des yeux malades sur des yeux sains, de manière que dans les vingt-quatre heures l'inflammation s'est déclarée avec une telle violence qu'il est impossible de nier le caractère spécial de cette maladie. Pour plus de preuve, on a fait sécher cette matière et on l'a pulvérisée ensuite et introduite dans des yeux sains ; il s'en est suivi le même résultat qu'avec la matière à l'état liquide. Ces épreuves ont été essayées non seulement sur les animaux, mais aussi sur des personnes dont les yeux étaient privés de la lumière.

Tous les médecins qui ont observé avec at—

tention l'ophthalmie qui existe parmi les militaires sont d'accord qu'elle règne avec plus de
violence dans les saisons chaudes que dans les
saisons froides ou tempérées ; il n'en est pas de
même pour les autres espèces d'ophthalmies ;
toutes les saisons sont indifférentes pour leur
développement qui, selon la température de l'air,
produisent des maladies catarrhales.

Ce qu'il y a de plus étonnant parmi les médecins qui ne croyaient pas à la contagion, c'est
que parmi eux, plusieurs dont je pourrais
citer les noms s'il était nécessaire, en ont été
les victimes.

A Cambray, en 1815-1816, j'ai vu des soldats anglais qui étaient hors de l'occupation,
au nombre de 300 individus atteints de l'ophthalmie contagieuse, surtout parmi les soldats
des gardes de Coldestreans, elle régna avec violence et en épargna peu (1). A Valenciennes il
en existait aussi, mais en moindre nombre. A une
lieue de cette ville, il y avait des Russes, et il
n'est pas étonnant que cette maladie, dont ils

---

(1) La raison pour laquelle cette affection ne fut pas communiquée aux Français pendant leur séjour dans ces contrées, est la
haine que ces derniers portaient aux premiers, et dont les femmes
publiques mêmes ne se donnaient pas à eux ; en outre les supérieurs
eurent la précaution de faire entrer à l'hôpital les soldats qui com-
mençaient à avoir cette maladie.

sont affectés aujourd'hui, n'ait pris sa source chez les Anglais et ne date de cette époque, toutefois elle ne se propagea pas par les excursions de l'armée française, à différentes reprises, dans toute l'Allemagne. Cette ophthalmie n'a pas exercé ses funestes ravages autant sur les troupes françaises que sur les anglaises :enues de l'Égypte ; pourtant les habitans depuis Marseille jusqu'à Lyon pourront certifier qu'ils ont vu en 1802 des soldats français qui étaient affectés de maladies d'yeux qu'ils avaient rapportées d'Égypte.

On peut demander aussi à ceux qui disent qu'elle n'est pas contagieuse et qu'elle est due à des causes générales, pourquoi n'affecterait-elle pas tous indistinctement, et tous n'y seraient-ils également exposés ? Si elle règne davantage parmi les militaires, cela provient de la facilité journalière qu'ils ont d'être ensemble.

Il me serait très-facile d'ajouter aux observations que je viens de citer, plus de soixante autres qui ne contribueraient cependant pas davantage à prouver mon opinion, conforme en cela à celle des médecins observateurs et judicieux, dociles à la voix de la nature et de la vérité, n'écoutant que les leçons de l'expérience, et se taisant sur ce qui n'est pas susceptible d'être démontré ni par les sens, ni par induction. Il existe vraiment des opinions paradoxales qui offrent un exemple frappant de la force, et des faiblesses de la raison.

Moyens de détruire l'ophthalmie contagieuse.

Toutes les fois que des soldats ont eu l'ophthalmie Égyptienne , ils sont exposés à la récidive deux ou trois fois ; ce phénomène dépend de ce que les yeux de ces individus, malgré l'apparence de la guérison , conservent une irritation dont le caractère contagieux n'est pas totalement détruit et qui peut se développer très—facilement et long-temps après que l'œil semble avoir repris tous les caractères de la santé.

Nous avons déjà dit que les récidives paraissent être beaucoup plus fréquentes , plus graves et plus opiniâtres dans les temps chauds et brûlans que dans les saisons froides et tempérées. Le meilleur moyen , peut-être , pour arrêter de suite l'ophthalmie serait de mettre aussitôt les individus atteints dans un hôpital particulier et salubre (1) , hors de la ville ou du moins à quelque distance du reste du corps des autres militaires ; il serait même plus utile de former une espèce de colonie éloignée des autres communes , et habitée que par des

____

(1) A Saint-Pétersbourg , on a formé un lazaret qui n'est qu'un hôpital particulier pour les maladies des yeux. A Londres il y a long-temps qu'il est établi.

personnes atteintes de cette affection ; les lits éloignés les uns des autres , les malades seraient servis par leurs camarades les moins affectés , et à mesure que quelques-uns guériraient , ils seraient renvoyés dans un autre établissement à part. On devrait faire la plus scrupuleuse attention à ce qu'ils ne se servissent pas des mêmes linges , de la même eau et autres objets usuels , etc. Ces objets servant à essuyer les yeux malades , sont constamment imprégnés de matière puriforme , et leur contact imprudent transmet la maladie , surtout quand les malades sont encombrés ensemble dans les mêmes bâtimens , et que le commencement de la maladie et de la propagation a lieu. Les soldats guéris devront faire une quarantaine de six mois avant de rentrer au régiment et reprendre les exercices , se promener tous les jours dans des lieux aérés et secs. Dans l'hôpital , il y aurait des salles particulières pour les différentes périodes de l'ophthalmie , ainsi que pour ceux qui seraient guéris de cette maladie , et pour ceux sur lesquels on pourrait pratiquer des pupilles artificielles. Je puis assurer que plus de la moitié de ces infortunés sont susceptibles de recouvrer la vue par cette opération , et je ne parle que d'après tous ceux qui se sont présentés à mes consultations. Depuis six mois , il faut avoir été témoin oculaire pour se faire une idée du spectacle affligeant que présente le nombre considérable de ces défenseurs de leur patrie qui sont non-seulement incapables de service, mais qui ont perdu à jamais le sens le plus précieux à l'être vivant.

Le gouvernement a nommé dernièrement une commission de médecins , concernant la maladie de Groningue. La vue serait—elle moins précieuse que la vie, *sine visu nihil,* disait Pellier , et surtout pour ces infortunés qui sont encore à la fleur de l'âge.

Je ne puis concevoir comment il ne se sera pas trouvé de sentimens assez généreux pour faire sentir l'importance de la nomination de médecins , surtout parmi ceux qui s'occupent exclusivement de cette branche de l'art de guérir , et exposer au prince qui dirige l'armée, toute l'utilité de ce moyen , et combien ces malheureux méritent la commisération universelle.

Nota. Ces mémoires devaient être publiés en 1825 ; le retard est dû à des informations ultérieures que j'ai prises dans des pays étrangers.

FIN.

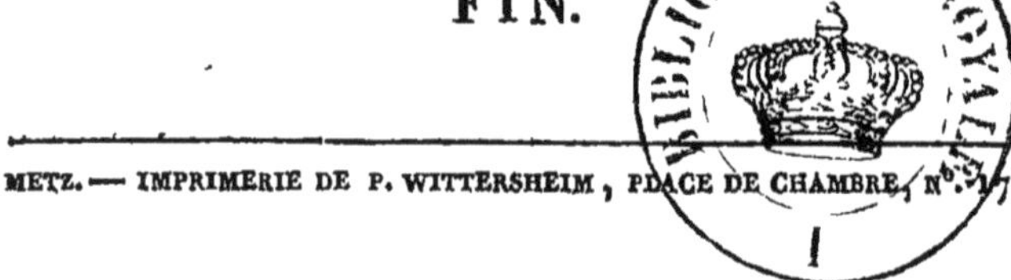

9 782019 290092